10대 청소녀, 내 몸과 친해지기

초경부터 당당하자

나, 오늘 생리해!

10대 청소녀, 내 몸과 친해지기

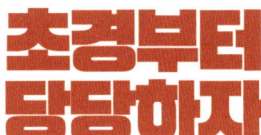

나, 오늘 생리해!

초판 1쇄 펴낸 날 2018년 9월 15일

지은이 엘리즈 티에보
그린이 미리옹 말
옮긴이 목수정

펴낸이 이광호
펴낸곳 도서출판 레디앙
디자인 Annd

등록 2014년 6월 2일 제315-2014-000045
주소 서울 강서구 공항대로 481(등촌동, 2층)
전화 02-3663-1521 **팩스** 02-6442-1524
전자우편 redianbook@gmail.com

ISBN 979-11-87650-07-2 73510

Title of original French edition : LES RÈGLES … QUELLE AVENTURE! ⓒ editions laville brûle.
Authors names : Elise Thiebaut, Mirion Malle. All rights reserved.

Korean Translation copyright ⓒ 2018, Redian Publishing Company, Seoul
The Korean edition was published by arrangement with Edition laville brûle, Montreuil through Greenbook Literary Agency, Seoul.

이 책의 한국어판 저작권과 판권은 저작권 에이전시 그린북을 통한 저작권자와의 독점 계약으로 도서출판 레디앙에 있습니다. 저작권법에 의해 한국 내에서 보호를 받는 저작물이므로 무단 전재와 무단 복제, 전송, 배포 등을 금합니다.

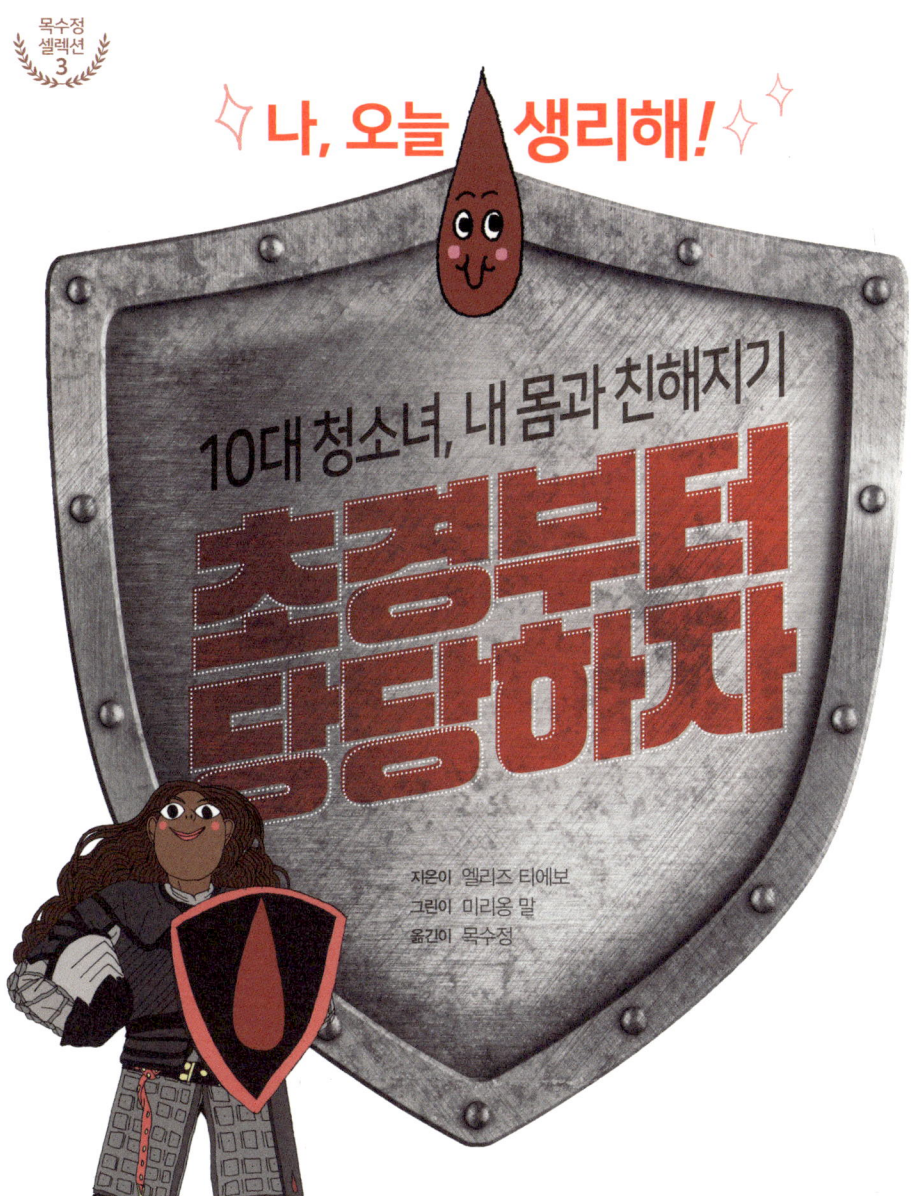

일러두기

* 본문 양쪽 옆에 있는 **붉은색 글씨**는 지은이가 본문 내용을 설명한 주석입니다.
* 본문 양쪽 옆에 있는 **초록색 상자 속 글**은 목수정 선생님이 본문 내용을 설명하거나 우리나라와 사례를 소개한 주석입니다.

옮긴이의 말

생리, 메시지를 건네는 우리 몸 안의 마술봉

중2 여름방학이 끝나갈 무렵, 쪼그리고 앉아 못다 한 방학숙제를 꾸역꾸역 하던 중 생리가 찾아왔지. 그날, 속옷을 붉게 물들인 피는 노크도 없이 내 방에 불쑥 들어와 날 물끄러미 바라보는 어린아이처럼 내 삶에 깊숙이 스며들어 왔어.

엄마는 묵묵히 생리대를 건네셨고, 그 어린아이에 대해선 투명인간을 대하듯 가타부타 말씀이 없으셨지. 개학 후, 친구들에게 이 소식을 전하자 한 친구가 "축하해!" 하며 어깨를 두드려 주었어. 초경을 맞이하며 들었던 그 유일한 축하의 말이 내 맘속에 빛나는 한 점으로 남았지!

그 후, 세상 모든 여성들이 40년 가까이 경험하는 이 엄청난 사건이 사람들 시야엔 감쪽같이 감춰져 왔다는 사실에 서서히 눈뜨기 시작했어. 수영 선수들도? 스케이트 선수들, 미스코리아 대회에 나와 수영복을 입고 만인을 향해 미소 짓는 저 언니들 역시? 저들 네 명 중 한 명은 지금 이 순간에도 피를 흘리고 있단 거야? 한 바가지씩 피를 흘려보내면서, 마치 아무 일도 일어나지 않고 있는 듯, 이 거대한 일상을 세상의 시야로부터 감추는 것만이 여성들의 의무였던 세상? 뭔가 단단히 속은 기분이었어.

생리를 바라보는 남성 중심 가부장제의 시선에 세상은 철저히 종속되어 있던 거야. 그 사실을 한순간 자각했지만, 나 또한 그 시선에 저항하지 못했지. 아무도 다른 시선이 있다는 걸 가르쳐 주지 않았으니까. 귀찮고 불편할 따름인 이 붉은 손님을 단지 감추려 애쓰며 박대하는 심정으로 10여 년을 보냈어.

그러다 격렬한 사랑을 시작했던 20대 어느 날, 생리가 다른 모습으로 내게 자신을 드러냈어. 정확히 29일을 주기로 다가오던 생리가, 일렁이던 파도처럼 내게 덮쳐오던 사랑이 시작된 첫 달, 19일 만에 찾아온 거야. 그 다음 달엔 13일 만에. 몹시 급한 전갈이라도 있는 듯 다다다 달려와 내 방문을 요란하게 두드리며 내게 이렇게 속삭였어.
"넌! 지금 사랑에 빠진 거라구!"
나의 이른 달거리는 내 온 감각을 흔들어 깨우는 것 같았지. 그때 생리가 나의 내면으로부터 내게 적절한 사인을 보내 주는 몸 안의 마술봉이란 것을 어렴풋이 감지하게 된 거야. 마지못해 문 열어 주며, 박대해 오던 생리를 전과는 다른 시선으로 대해 주며, 그가 내게 전해 주는 메시지를 헤아려 보기 시작한 것은 그 무렵부터였지.

거의 완경을 앞두고 있는 나이에 이르러 이 책을 번역하면서, 난 비로소 내가 해 온 여자로서의 경험과 그 경험에 꼬깃꼬깃 고여 있던 인류의 생각들, 그 생각들 사이를 비집고 입증된 과학적 진실과 거의 진실처럼 굳어져 버린 유구한 편견들을 파노라마처럼 바라보았지. 이렇게 처음부터 제대로 생리를 바라볼 수 있었다면, 여자로서의 내 삶은 얼마나 달라졌을까! 무기력과 편견의 포로가 되어 구박당하던 여성으로서의 내 자아는 더 아름답고 당당하게 꽃피지 않았을까?

어쩌면 이번 여름 방학이 지나기 전 나처럼 초경을 하게 될지 모를 열세 살 딸에게 이 책을 전했단다. 딸은 또 그 책을 친구들에게 전하고……. 그러다 아이는 내게 이렇게 말했어. "엄마, 나 이제 생리라고 말할 때 죄진 것처럼 작게 속삭이거나 은어로 말하지 않기로 했어. 그냥 크게 말할래. '생리'라고."

어느 날, 붉은 피가, 동백꽃잎처럼 네 아랫도리를 물들일 때, 소녀들이 이 책을 만나게 되기 바라. 생리에 대해 제대로 알게 되고 이해하게 되면, 평생의 귀찮음이 아니라 평생을 동반해 주는 은밀한 내면의 마술봉이 되어줄 터이니. 한 가지 잊지 마. 마술봉은 자기의 진가를 알아보는 사람을 위해서만 마력을 발휘한다는 사실을.

목수정

목차

옮긴이의 말	5
네가 붉은색을 보는 날	10
게임의 법칙, 게임과 생식 세포	14
생리는 더러운 것도, 우울한 것도 아니다	17
아득한 옛날로 거슬러 올라가는 금기	20
달이 우리를 움직이게 만들 때	25
아르테미스와 암곰들	28
종교의 교리가 숨기는 것은 무엇인가?	31
피 흘리는 사람에 대한 미신	36
생리 전 증후군과 나쁜 요정들	39
"뭐야, 너 그날이야?"	42
배가 아플 때	45
자궁내막증	48
질 내 세균, 너의 비밀 무기	51
숨바꼭질하는 탐폰 이야기	54
영국인들이 몰려온다! (너의 보호 장비를 선택해)	58
사랑의 규칙은 무엇일까?	64
산부인과, 게임의 법칙	67
생리가 사라질 때	70
지구촌의 생리	73

네가 붉은색을 보는 날

이미 알고 있겠지만 삶은 거대한 모험이야. 인간이라는 존재는 기묘함으로 가득 차 있어. 그 중에서도 정말 놀라운 것이 있는데, 그건 바로 인간의 성이지. 다시 말하자면, 매일 지구상에 태어나는 38만 800명의 아기들 중에 절반은 남자로, 나머지 절반은 여자로 태어난다는 거야. 사실 꼭 그렇진 않은데, 실제론 105명의 남자 아이가 태어날 때, 100명 정도의 여자아이가 태어난단다. 하지만 스무 살이 되었을 때 남자와 여자 수는 거의 같아지지. 남자아이들이 여자아이들보다 더 약하기 때문이야.

남자는 몸 밖으로 드러난 남근(우리가 흔히 '고추'라고 부르는 것)과 고환을 가졌고 여자는 음부(여성의 성기)와 음핵(클리토리스), 질, 자궁, 난소를 몸 안에 지니고 있어. 이 서로 다른 성을 가진 사람들은 물론 팔과 다리, 심장, 간, 허파 그리고 귀여운 신체 기관들을 아주 많이 가지고 있지. 암튼 이 모든 것들은 함께 어우러져서 편리하게 작동하고 있어!

인터섹스?

어떤 아기들은 두 개의 성이 함께 들어있는 상태에서 태어나기도 한다. 남자이면서 동시에 여자인 것이다. 이런 사람들을 인터섹스라고 부르는데 200명 중에 1명 정도 비율로 이런 사람이 있다. 태어날 때 가지고 태어난 성을 인정하지 않고, 그 성을 바꾸고자 하는 경우도 있는데 그런 사람들은 트랜스젠더라고 부른다.

사춘기가 되면 소녀들은 가슴이 부풀어 오르기 시작하고, 겨드랑이와 음부에 털이 나며, 마침내 어느 날 매달 피가 나오기 시작한단다. 눈에서 나오는 것도, 코에서 나오는 것도 아니며 바로 음부에서. 피는 며칠 동안 나오는데 그것 때문에 죽는 일은 없어. 대부분의 경우는 특별히 아픈 것도 아니야.

프랑스어로 사춘기(puberté)라는 말은 라틴어 puber에서 온 말로 '털로 덮인'이란 뜻이다. 이는 성기가 성숙해지는 시기를 의미하며, 자식을 낳을 수 있는 나이를 의미하기도 한다.

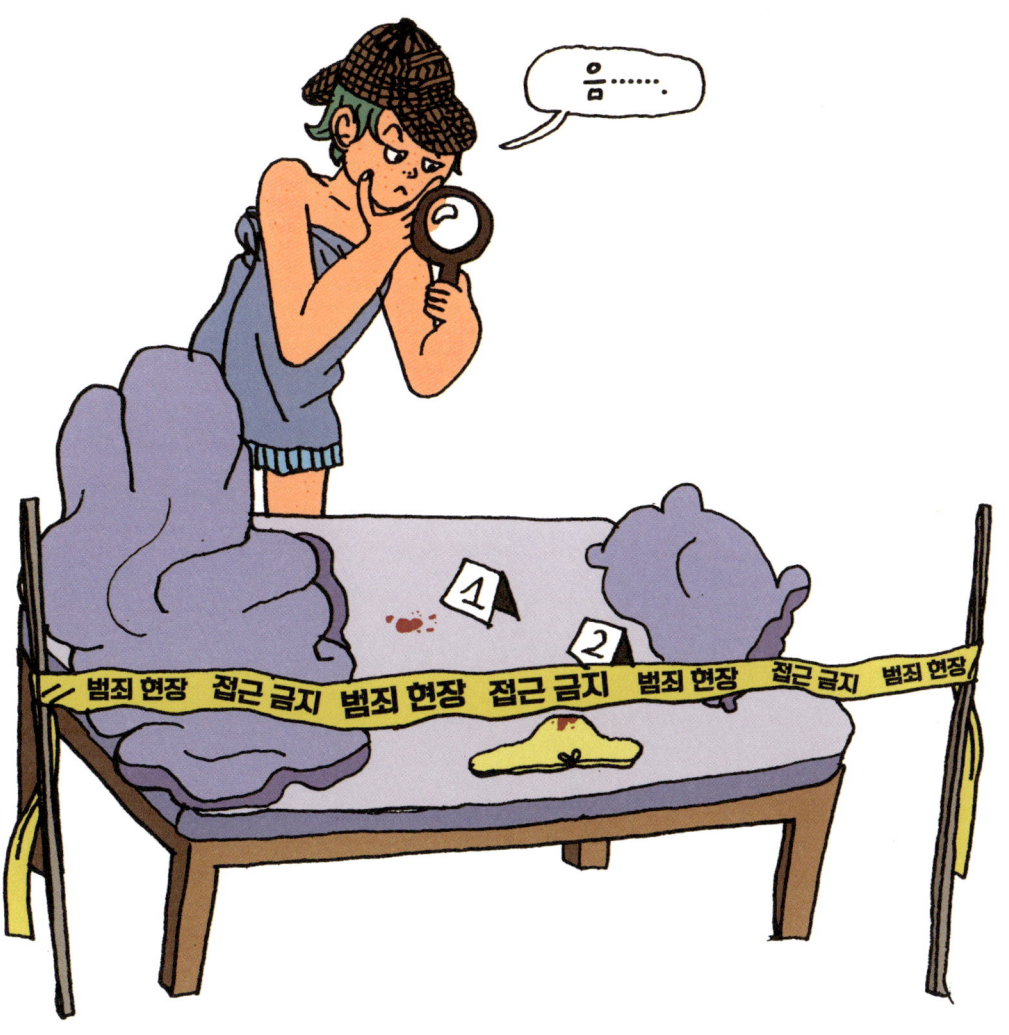

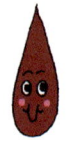 ## 초경은 평균적으로 **열세 살 반**에 시작한다.

프랑스 혁명(1789년) 때, 소녀들은 보통 열일곱 살 무렵에 초경을 시작했고, 그보다 아주 오래전인 선사 시대에는 열아홉 살 정도부터 시작했다고 하지! 현대인들은 과거에 비해 더 많은 영양을 섭취하기 때문에 생리 시기가 이렇게 빨라진 거야. 식품 공장이나 식당에서 대량으로 만들어 내는 음식물에 들어 있는 설탕이며 각종 오염 물질들이 사춘기 신체 리듬을 교란시켰기 때문에 빨라졌다고도 해. 그래서 생리를 시작하는 나이는 점점 어려졌어. 때론 열 살 이전에 생리를 하기도 하지.

소녀가 처음 생리를 시작하면, 사람들은 흔히 "여자가 되었다"라고 말하곤 해. 휴……. 뭐 말은 고마운데, 사실 이건 좀 멍청한 말이야. 생리를 하기 전이라고 해서 소녀가 원숭이였던 것도 아니고, 물건이었던 것도 아니거든! 생리를 시작했다는 건 사춘기가 무르익었다는 거고, 바로 이때부터 아기를 가질 수 있다는 것, 즉 엄마가 될 수 있다는 걸 의미하지. 하지만 여자가 된다는 것이 엄마가 된다는 말로 요약될 순 없어. 아이를 갖지 않은 수많은 여자가 두꺼비도 아니고, 용도 아니잖아.

★ 워털루 전투(1815년)에서 프랑스군이 패하면서 생겨난 표현. 이 전투에서 나폴레옹이 이끄는 프랑스군은 네덜란드와 독일, 영국군을 맞아 싸우다가 크게 졌다. 이때 영국군 유니폼이 피처럼 붉은 색이었던 까닭에 생리를 영국군에 비유하는 표현이 생겨났다.

약 50세쯤(평균 연령은 51세) 여자들은 생리를 완전히 멈춘다. 그것을 완경(혹은 폐경)이라 부른다.

생리를 뜻하는 표현은 많지. 과학적인 명칭은 '월경'이고, "영국인들이 몰려온다"★는 표현도 쓰지. '달거리 하는 중'이라고도 하고, "개양귀비꽃을 가졌다"고도 해. 흔히 '빨간 날'이라고도 부르지. 프랑스에선 "암곰들이 왔다"고 말해. 암튼 사람들은 모든 여자들이 40년 동안 겪는 이 평범한 사건을 공개적으로 말하기를 좀 꺼려하는 경향이 있어.

네가 자궁을 가진 인간이라면 대략 2,500일 정도, 사춘기 때부터 **완경(혹은 폐경)**에 이르기까지 시기 가운데 약 1/4 기간을 피가 나오거나 불편함을 겪게 돼.

또 생리를 한다는 이유로 약간의 부끄러움을 느끼게 되는 거지. 이게 정상이라고 생각하니? 아니라고? 나도 그렇게 생각해. 뭔가 분명 열 받는 일인 거지!

생리 기간 동안 여자들은 50ml에서 150ml 정도의 피, 즉 커피 한 잔 정도 양의 피를 며칠에 걸쳐 흘리게 된다.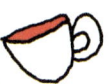

첫 생리의 공식적 명칭은 초경이지. 유럽의 어떤 나라에서는 소녀들이 초경을 한 날 엄마로부터 뺨을 한 대 맞는 풍습이 있어. 이것보단 좀 덜 난폭한 풍습들도 물론 있어. 예를 들어 일본에서는 초경을 '첫 번째 피는 꽃'으로 생각하고 절인 사과를 먹는 풍습이 있단다.

초경을 하고 싶은 남자들

어떤 나라에선 남자들이 자기들만 생리를 하지 않는 것을 불공평하다고 생각할 때가 있었다. 그래서 그들은 다리 사이로 피가 흐르게 하는 의식을 만들어 내기도 했다. 그들은 이러한 의식이 그들을 더 정력 넘치는 남자로 만들어 준다고 여겼고, 심지어는 이런 의식이 그들을 정화시킨다고 생각했다. 파푸아뉴기니 섬에 사는 워고족 남자들이 바로 그런 경우다.

네가 남자로 태어났다면, 너의 사춘기는 첫 사정을 하는 걸로 시작되겠지. 너한테 생리는 없을 거야. 하지만 네가 생리를 하는 소녀들이나 여자들과 같이 산다면, 너 역시 붉은 피를 보게 되겠지!

 **소녀와 소년 사이의 평등은 모두에게 관련된 거야. 우린 모두 그것을 쟁취해야 해!**

게임의 법칙, 게임과 생식 세포

월경 주기는 생리 첫날 시작해서 다음 번 생리 전날에 끝나는데, 평균적으로 그 주기는 한 달 정도다. 월경 주기가 진행되는 중, 성숙한 난자가 하나씩 배출되는데 이것을 배란이라 부른다.

생식 세포란 생명체가 번식할 수 있게 해 주는 세포를 말하며, 한 생명체가 잉태되기 위해 필요한 정보의 절반이 그 안에 담겨 있다.

당연히 이런 의문을 품을 수 있겠지. 왜 우린 생리를 해야 되는 거야? 해답은 간단해. 우리가 매달 생리를 하는 건, 매달 **배란**을 하기 때문이야. 이걸 **월경 주기**라고 하지.

너를 포함한 인류에게는 2세를 낳기 위해 남성 **생식 세포**인 정자, 그리고 여성 생식 세포인 난자가 필요해. 소녀들은 사춘기 동안 약 30만 개의 난자를 가졌다고 하지. 그러나 대부분의 난자들은 배란되지 않고 스스로 파괴되어 버려.

정자는 소년들이 첫 사정을 하게 될 무렵, 사춘기에 이른 남자의 몸에서 만들어지기 시작하지(정자는 일종의 액체로, 남자의 성기가 흥분하고 딱딱해졌을 때 거기서 나오는 거야). 성관계를 가질 때 남근이 여자의 질을 뚫고 들어오면, 정자는 머리를 숙이고 난자를 향해 돌진하지. 난자를 만나 수정을 하기 위해서야.

남성 주기?

남자들이 50만에서 100만 개의 정자를 만들어 내는 데 걸리는 시간은 약 70일 정도다. 그렇지만 남자들에게는 주기를 말하지 않는다. 남자들의 생식 세포는 끊임없이 재생산되기 때문이다.

여성은 날 때부터 상당한 수의 생식 세포를 가지고 태어나지만, 처음부터 수정될 준비가 되어 있진 않아. 생리를 시작하게 된 후부터 난소에서 매달 '배란'이라는 걸 하게 되는데, 이건 마치 한 달에 한 번씩 놀이 공원에 놀러가는 것과 비슷하다고나 할까.

생리 주기 중 12번째 날에서 17번째 날 사이에 보통 배란이 진행된단다. 난모세포는 난포라고 부르는 가방 같은데 들어가지. 거기서 마치 빵 반죽처럼 부풀어 오르다가 나중엔 터져버려. 터진 난포에서 성숙해진 난자가 나오지(바로 이 과정을 배란이라고 불러). 이 작은 난자는 난소에서 나와 나팔관에 빨려 들어가고 나팔관에 있는 섬모들에 의해 자궁으로 가게 되지. 어느 날 놀이동산에서 유령 열차를 타게 되거든, 매달 너의 난자에게 일어나는 일이 어떤 건지 짐작할 수 있을 거야.

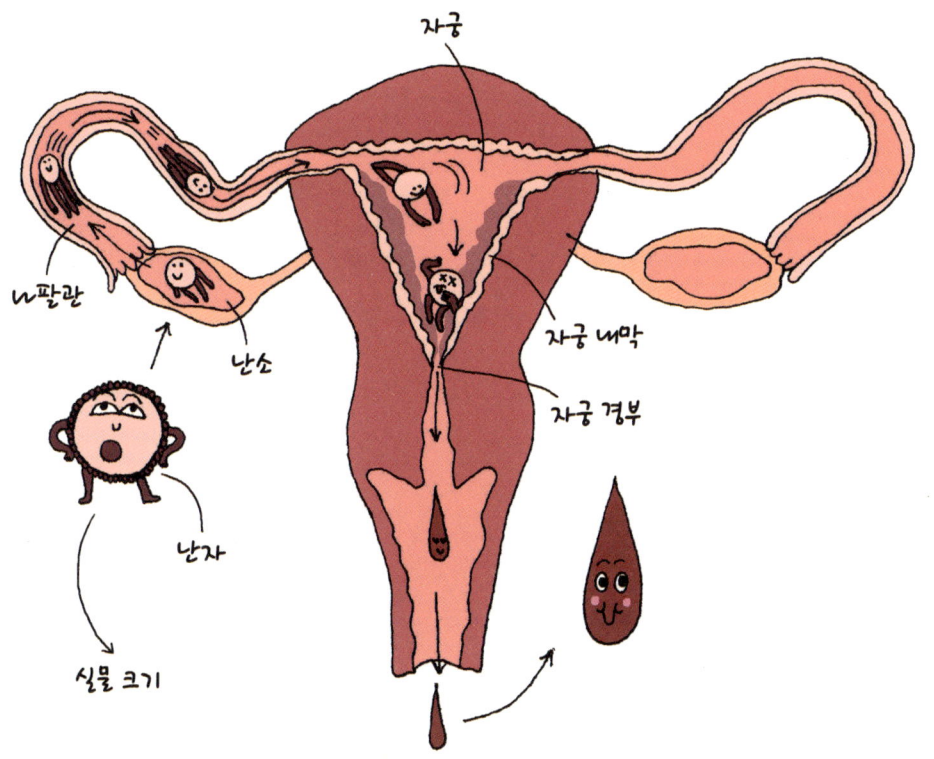

자궁에 도착한 난자는 여기서 다시 몇 번 놀이기구를 타게 되지. 자궁은 엄청나게 강력한 근육을 갖고 있거든. 임신 중일 땐 9개월 만에 자두 정도의 크기에서 축구공만한 크기까지 팽창되지! 자궁의 안쪽 면을 자궁내막이라고 불러. 자궁 내막의 점막은 월경 주기 초기에 점점 두꺼워져. 이것은 매달 임신을 맞이하기 위해서 포근한 둥지를 마련하는 것과 비슷한 거야. 그러나 대부분의 경우 임신이 이뤄지지 않아. 여성은 일생 동안, 즉 450번에서 500번에 달하는 월경 주기 중에, 고작 몇 명의 아이만 낳으니까. 이 말은 450~500번만큼 많은 회수의 배란이 이뤄진다는 소리이기도 한 거지!

이렇게 해서 생리를 하게 되는 거야. 부풀어 오른 자궁 내막의 점막이 떨어져 나오면서 말이야. 임신을 안 하게 되니 쓸모가 없어진 자궁 점막을 질 밖으로 내보내기 위해 자궁이 수축운동을 하면서, 자기 역할을 다한 난자까지 같이 내보내는 거지.

이렇게 한 판의 게임이 끝나. 생식 세포의 끝이기도 하지. 바로 이게 생리라는 게임의 법칙이야. 그리고 이게 바로 생리이기도 하지! 생리를 시작한다는 건, 생명을 잉태하고 탄생시킬 수 있는 존재가 된다는 신호이기도 해.

동물들은 어떤가?

동물 암컷이 인간처럼 생리를 하는 경우는 드문 편이다. 덩치 큰 원숭이(보노보, 침팬지…….), 몇몇 박쥐, 그리고 작고 신비스런 몇몇 동물들은 생리를 한다. 탄자니아 마피아라는 섬에 사는 코끼리땃쥐라는 동물도 생리를 한다. 개도 하혈을 하고. 그걸 두고 흔히 개가 '온기 속에 있다'고 말한다. 개들의 하혈은 발정이라고 부르는 것에 해당한다. 바로 이때 개들은 배란을 하고 있는 것이다. 그러나 인간이나 보노보에게서 벌어지는 것과는 많이 다르다.

생리는 더러운 것도 우울한 것도 아니다

세상 사람들은 생리에 관한 얘기를 별로 많이 하지 않아. 우린 그걸 어렵지 않게 눈치 챌 수 있지. 세상 모든 여자가 한 달에 여러 날을 하는 건데도 말이야. 게다가 사람들이 생리 얘기를 할 때면, 뭔가 역겨운 것 같은 표정을 짓곤 해.

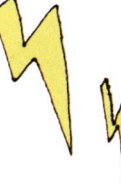

생리를 둘러싼 끈질긴 헛소문은 많고도 많지. 사람들은 그게 더럽다고도 하고, 안 좋은 냄새가 난다고도 해. 심지어는 이렇게까지 말하지.
"그건 위험한 거야."

이쯤 되면 생리를 둘러싼 어떤 저주나 국제적 음모가 있는 건 아닐까 상상할 법하지 않니? 친구에게 "너 혹시 생리대 있니?"라고 물을 때, 우린 보통 낮은 목소리로 말하지. 그리곤 그걸 책상 밑이나 주머니 속에 재빨리 감추지. 그게 무슨 무기나 커닝 페이퍼라도 되는 것처럼. 생리대의 마술 같은 힘에 대해선 나중에 다시 얘기하기로 하자. 하지만 우리가 아는 바에 따르면 생리대는 누군가를 암살할 힘이 없어. 그저 강력한 방습 효과가 있을 뿐!

물론 생리는 우리 몸에서 일어나는 내밀한 것이긴 해. 똥이나 오줌이 그런 것처럼. 그런데 똥이나 오줌에 대해 사람들은 쉽게 일상적으로 말하잖아. 특히 가족끼리 있을 때엔 소화가 잘 되는지 어떤지를 말할 때 흔한 화제로 올리잖아. 심지어 밥상머리에서도!

예의의 문제

프랑스에서 "어떻게 지내세요?"라는 표현은 요새 대소변을 보는 데 문제가 없는지를 묻는 것에서 온 예의상의 표현이다. 이는 화장실에서 볼일 볼 때 별 문제가 없냐는 말이다. 소화가 잘 되고, 배변이 순조롭다는 건 우리가 건강하다는 걸 의미하기 때문이다.

우리 몸의 다른 체액들(땀, 눈물, 침, 정액……)은 생리처럼 부끄러운 걸로 취급받지 않아. 예를 들어, 콧물을 볼까? 이게 특별히 우리 식욕을 돋우는 건 아니지. 그런데 콧물이 나와서 옆 사람에게 휴지 좀 달라고 말할 때 우리는 목소리를 낮추었던가? 아니거든! 사실 콧물에는 우리를 감염시킬 수 있는 세균들로 득실거리지. 하지만 생리 때 나오는 피(생리혈)는 감염되는 것도 전혀 아니거든.

우리가 다쳤을 때, 몸에서 나오는 피가 그런 것처럼 생리혈은 더러운 게 아니야. 그리고 거기엔 어떤 냄새도 없어. 다만 생리혈 고유의 성질은 있지. 우리가 다쳤을 때 정맥에서 나와 흐르는 피와 달리, 이 피는 굳지 않아. 이 피는 상처에서 나오는 피(상처혈)와는 달라서 금방 굳어서 딱지가 앉는 건 아니지. 생리혈이 오래 공기와 접촉한 상태로 몸 밖에 노출되어 있으면, 그땐 안 좋은 냄새가 날 수 있어(하지만 그 냄새도 대변이나 소변, 운동화나 치즈 냄새보다 강하진 않아. 이런 것들은 냄새가 심하지만 사회에서 전혀 금기시 되지 않지).

불멸의 피

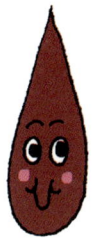

과학자들은 최근 생리혈이 가지고 있는 한 가지 초능력을 발견했다. 생리혈이 줄기세포를 함유하고 있다는 사실이다. 우리가 상처를 입거나 감염됐을 때 그것을 치료하는 데 도움을 줄 수 있는 세포가 그 속에 있다는 것이다. 그래서 심각한 심장 질환이나 뇌 질환, 태아의 질환들을 치료하기 위해 생리혈의 줄기세포를 이용한 치료약을 개발하는 연구가 진행 중이다.

아. 깜빡했네. 생리혈은 파란색*이 물론 아니야. 광고 같은 것들을 보면 그런 생각을 가질 수도 있겠지만. 그러니까 처음 네가 팬티에서 피를 발견하게 될 때, 그게 붉은색이거나, 짙은 밤색이거나 심지어 검더라도 너무 놀라지 마. 거기에 우리가 혈전이라고 부르는, 젤리같이 생긴 작은 덩어리가 있어도 당황하지 말고. 종종 그런 형태로 나오기도 하거든. 그건 완전 정상이야! 하지만 피가 파란색이라면? 그거야말로 문제겠지. 네가 스머프이거나 외계인이 아니라면 말이야.

설사 네가 저 멀리 우주에서 왔다 해도, 생리를 하려면 너한테는 자궁이 있어야 해. 물론 은하수에서 너를 괴롭히는 악의 무리들을 물리치기 위해선 레이저검도 필요하겠지. 물론 이건 농담이야. 썰렁했지? 미안. 그들을 무찌르기 위한 레이저검은 필요 없어. 탐폰이나 생리대 정도만 있으면 충분하니까!

★ 프랑스 말에서는 파란색이라는 뜻을 가진 블루라는 표현이 우울이라는 의미로도 쓰인다. 생리를 할 때면 신경이 예민해진다. 그래서 프랑스에선 생리를 블루라고 부르기도 한다.

여자한테만 일어나는 일?

생리를 하려면 자궁을 가져야 하고, 배란을 해야 한다. 그러나 자궁을 가진 모든 사람이 여성은 아니다. 트랜스젠더인 사람도 있고 인터섹스(간성 혹은 중성)인 사람도 있다. 즉, 겉보기엔 남자같이 생겼지만 생리를 하는 사람도 있다는 것이다. 물론 여성의 모습을 하고 있지만 생리가 없는 사람도 있다.

아득한 옛날로 거슬러 올라가는 금기

생리는 더러운 것도 위험한 것도 아니지만 사람들은 그것을 드러내지 않고, 그것에 대해 말하지도 않지. 수많은 문화권에서는 오히려 생리 중인 여자들을 경계하기도 했어. 이런 태도를 금기라고 부르지.

　금기(터부)는 종교나 삶과 죽음에 관련된 믿음에 근거해서 말해서는 안 되거나, 절대적으로 행동해서는 안 되는 것을 일컫는 말이야. 인류가 모두 지키는 공통의 금기가 있지. 대표적인 예가 같은 가족 구성원들끼리는 성관계를 갖지 않는 것이지. 가족이나 가까운 친척과 성관계를 갖지 않는 것을 '근친상간 금기'라고 한단다.

 **금기들은 결코 우연히 존재하지 않는다.**

예를 들어 근친상간의 금기는 인류로 하여금 세대를 거치며 진화하고, 발전하며, 다양한 유전자들을 다음 세대에 전할 수 있게 해 주었지. 가까운 유전자끼리 교배하면 열성 인자를 낳는 경우가 많거든.

금기, 그게 뭐죠?

금기tabou는 폴리네시아의 단어 tapu에서 온 말로 '강하게 표시된'이라는 뜻이다. 이것은 중요하고 신성한 것, 가까이 다가가서는 안 되는 엄청난 힘을 가진 대상을 가리킨다. 이 힘은 물론 상상의 힘을 말하지만, 인간에게서 상상은 대단한 능력을 발휘한다.

생리에 대한 금기는 인간의 삶의 일부를 구성하는 것이었어. 너무 오래전부터 시작된 금기라서 완전히 사라지게 한다는 건 힘들지. 생리는 사람들 눈에 드러나지 않는 일이고, 생리에 대한 금기는 수치심, 불결함과 연결되어 있어.

금기를 깨기 위해, 우리는 생리에 대해 말할 수 있고, 말해야 해. 자유롭게, 부끄러워하지 말고. 여자들끼리는 물론 남자들하고도.

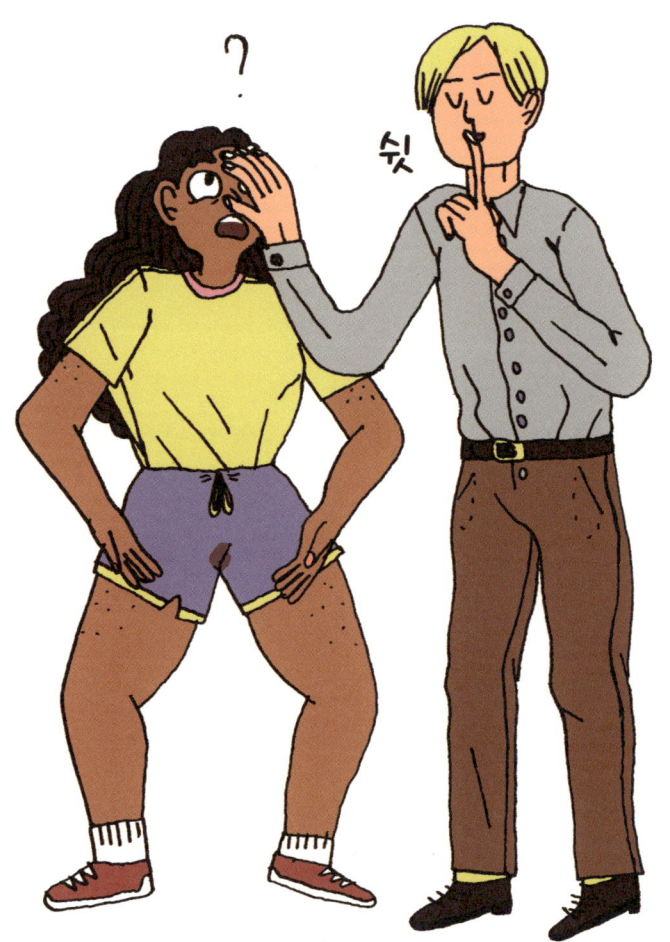

인간 사회를 연구하는 학자들, 인류학자들은 생리에 대한 금기가 세계 곳곳에 있다고 이야기하고 있어. 왜 우리의 조상들은 생리와 생리혈을 지구 곳곳에서 금기로 만들었을까? 그 이유야 알 수가 없지. 타임머신과 함께하는 시간 여행은 아직 가능한 일이 아니니까. 그리고 우리 조상들은 동굴 입구에다가 그 이유를 설명해 주는 포스트 잇을 남겨 놓지도 않았으니. 그러나 그 이유를 추적해 볼 수 있는 실마리는 몇 개 있어.

- 첫 번째 이유는 위험에 대한 두려움 때문이야. 전 세계 모든 문화권에서 거의 모든 시기에 걸쳐 피는 상처나 죽음과 연관되어 있거든. 여성의 몸에서 흐르는 피는, 그 이유를 이해하지 못하는 한, 분명 두려운 것이었을 거야.
- 출산은 오랫동안 매우 위험한 일이었지. 수많은 여성들이 출산을 하다가 죽곤 했어. 여성이 출산하는, 즉 아이가 처음 세상으로 나오는 바로 그 길에서 흘러나오는 피는 위험한 것이라고 생각했을 수 있는 거지.
- 몸에서 흘러내리는 피가 야생 동물을 유인하고 그로 인해 부족 전체를 위험에 처하게 한다고 생각했을 수도 있지. 그래서 어쩌면 처음에는 동물들의 공격에서 여성을 보호하려고 생리 중인 여성을 격리시킨 것일 수도 있어. 여전히 아프리카나 네팔 등지의 몇몇 사회에서는 생리 중인 여성들을 격리시키는 관습이 남아 있지.
- 그리고 생리는 여성들이 아이를 출산할 수 있는 능력을 가지고 있다는 것을 보여주는 표시이기도 하지. 그것이 딸이든 아들이든. 이 막강한 능력을 드러내는 기호이기 때문에 그것이 금기가 되기도 했던 거야.

출산 중 죽음에 이르다

1800년대까지만 해도 1,000명의 여자 중 10명은 아이를 낳다가 죽었다. 오늘날 그 수는 10만 명의 출산 여성 중 10명으로 줄었다. 출산 사망률이 100분의 1로 감소된 것이다. 그렇지만 여전히 많은 여자가 출산 중에 사망한다. 출산 중 사망하는 여자의 99%는 가난한 나라의 여성이다. 제대로 된 의료 시설이 있었다면 충분히 피할 수 있는 죽음이다.

성관계를 갖는 일과 아이의 탄생 사이에 연관이 있다는 사실을 인류가 언제쯤 정확히 이해했는지는 알지 못해. 그러나 분명 임신을 하려면 생리를 해야 하고 아이를 배 속에 가지는 동안, 또 모유 수유를 하는 동안(초기 3~6개월)에는 생리가 사라지며, 임신 기간은 약 9개월 정도 지속된다는 사실에 대해서는 이해하고 있었지.

그러나 하나의 거대한 미스터리가 오랫동안 지속 됐어. 왜 어떤 여자들은 임신하고 어떤 여자들은 임신을 안 하는지. 1924년이 되서야, 그러니까 약 1세기 전에 와서야 한 일본 의사가 알아냈지. 오기노$_{Ogino}$라는 의사가 배란은 한 월경 주기의 중간 시기에서 이뤄지며 임신을 할 수 있는 그 배란 시기는 한 달에 겨우 2~3일 정도밖에 안 된다는 사실을 말이야.

우연의 일치인지, 아니면 옛날 사람들도 뭔가 인체의 생리를 알고 있었던 건지는 모르겠지만, 생리에 대한 금기는 남자들로 하여금 여자들이 생리를 하는 동안에는 그녀들 곁에 가까이 가지 못하게 했어. 대신 생리가 끝난 지 며칠 뒤, 생리주기 중 12일에서 17일 사이에 있는 배란 주기에 성관계를 갖도록 했지. 그러므로 이 금기는 인류가 생존을 이어가는 것과 연관이 있는 셈이지. 2017년 현재 세상에는 약 70억 명이 넘는 사람들이 살고 있으니, 이 정도면 인간은 성공한 종족이라 감히 말할 수 있겠지.

우리의 친구 보노보

보노보 원숭이들 중 암컷은 배란을 하게 되면 엉덩이가 빨개지고 부풀어 오른다. 그러나 보노보 사이에서 성관계는, 그들 사이의 갈등을 해소하고, 관계를 평화롭게 만드는 수단이다. 보노보는 범성욕주의(성적인 욕구를 갖게 되는 데 암수 구분이 없는 성향)를 가지고 있다. 즉 그들은 상대의 성에 상관없이 애무를 주고받으며, 심지어는 그룹을 지어 서로 애무를 나누기도 한다(전체의 분위기를 부드럽게 만드는 데 기쁨을 주고받는 것보다 나은 것은 없다). 그들에게는 자손을 재생산하는 것이 우선이 아닌 것이다. 그런데 왜 여전히 암컷 보노보의 배란 시기에 엉덩이가 때때로 붉어지는지는 알지 못한다. 임신을 하고 안 하고는 그들에게 큰 관심사가 아닌데도 불구하고.

어쩌면 과거의 인류 여성에게서도 배란기를 다른 사람이 알게 하는 육체적 신호가 있었을지도 몰라. 그러나 오래전부터 인간에게는 그런 일이 나타나지 않게 됐지.

달이 우리를 움직이게 만들 때

달이 생리 주기에 영향을 미친다는 소리를 들어본 적이 있을 거야. 그 말은 맞기도 하고, 틀리기도 하지.

여성의 생리 주기는 일반적으로 29.5일로 달의 공전과 자전 주기와 거의 같다는 면에서, 그 말은 맞아. 인간들은 이 우연을 알아챘고, 달의 주기와 인간의 생리 주기 사이에 인과 관계가 있다고 믿게 된 것이지. 마치 달이 여자들에게 생리를 '보낸' 것처럼 말이야.

그러나 이 이론이 맞다고 우기기엔 약간의 문제들이 있지. 여성의 생리 주기는 우리가 생각하는 것처럼 그렇게 **정기적**이진 않다는 거야. 여성 1/3은 생리 주기가 28일인 반면, 나머지 여성들은 23일에서 40일까지로 다양하지!

> 생리(règles)라는 프랑스 말은 라틴어 regula에서 온 말로 '정기적인'이란 의미를 가지고 있다.

또한 여성들의 생리 주기는 세월이 지나면서도 변할 수 있고, 다른 여러 가지 이유로 변화가 있을 수 있지. 먹는 음식이나, 질병, 여행, 신체 활동, 스트레스, 혹은 단순히 격한 감정을 느끼게 되는 것만으로도 생리 주기는 달라질 수 있어. 그러나 달의 공전, 자전 주기는 그런 것과는 아무 상관이 없거든! 모든 연구들은 보름달이 뜰 때, 특별히 아기가 더 많이 태어나지도 않고, 폭력 사건이 더 일어나지도 않으며, 머리카락이 더 잘 자라는 것도 아니고, 숲에서 늑대인간이 뛰쳐나오지도 않는다는 사실을 입증하지.

사람들은 또한 같은 공간에서 사는 여자들이 거의 동시에 생리를 하게 되는 경향이 있다고도 하지. 심리학을 공부하는 학생 까뜨린 맥클린톡Catherine McClintock이 1971년 처음 제기한 이런 경향을 '동시화' 현상이라고 해. 까뜨린은 기숙학교에서 공부를 하게 되었는데, 당시 기숙사에서 지내던 많은 소녀가 같은 생리 주기를 갖는다는 사실을 알게 된 거지. 하지만 이후 이어진 연구들을 통해, 같은 공간에서 함께 거주하는 것과 생리 주기에는 특별한 연관성이 없다는 사실이 입증되었어. 한 달은 기껏해야 30일에서 31일이고 여자들은 매달 생리를 하니, 일정한 (30~70%) 수의 소녀는 동시에 생리를 하게 되어 있는 법이거든.

한 가지 확실한 것은 우리 몸은 빛에 매우 민감하며, 따라서 배란은 조명의 밝기에 따라 달라질 수 있다는 점이야. 인공조명이 없었던 시절, 달이 갖는 영향력은 지금보다 훨씬 더 강력한 것이었을 테지. 눈 바로 뒤에 위치한 우리 뇌 안의 솔방울샘(솔방울 모양의 내분비 기관)은 우리가 잠에서 깨어나고 잠이 드는 생체리듬을 유지시키는 역할을 밤낮으로 수행할 뿐 아니라, 배란을 작동시키는 역할을 하거든! 그러나 이러한 이론 역시 달빛의 양에 영향을 끼칠 수 있는 수많은 다양한 요소-계절, 구름, 그리고 우리가 잠을 자는 장소 등과 같은-들을 고려하지 않은 측면이 있어.

수학적 생리

인류학자들은 여자들이 달과 별의 사이클을 관찰하고, 그것을 도표에 기록하면서 자신들이 언제 생리를 하며 언제 출산을 하게 될지를 예측하려 애썼다고 생각한다. 음력 달력 역시 인간의 수학적 계산에 대한 첫 번째 흔적이기도 하다. 어쩌면 여성들은 그렇게 해서 수학이란 걸 발명했을지도 모른다. 생리와 기하학에서 사용하는 수학 사이엔, 우리가 생각하는 것보다 훨씬 짙은 연관이 있다.

달이 갖는 많은 미스터리는 오랫동안 우리에게 여러 가지 상상을 하게 했어. 한 가지 분명한 것은 1969년부터 1972년 사이 달에 갔었던 12명의 우주비행사 중 여성은 단 한 명도 없었다는 사실이지. 이건, 우리가 전혀 상상해 오던 일이 아니었지!

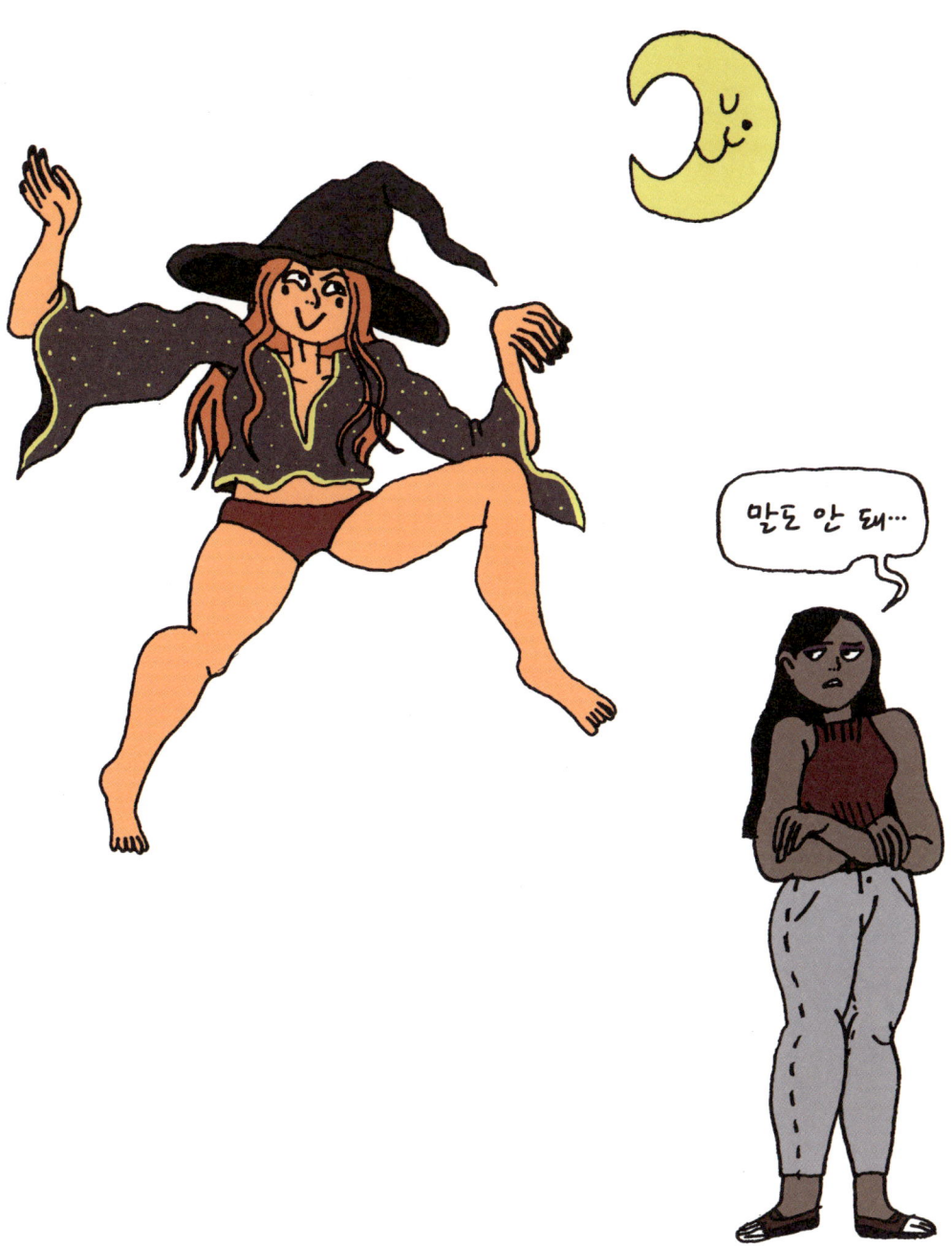

아르테미스와 암곰들

인류 최초의 여러 종교에서, 해와 달은 신성한 존재로 비춰졌지. 고대의 모든 여신들은 달, 즉 생리와 연관되어 있어. 아스타르테Astarté, 이시스Isis, 이난나Inanna, 이슈타르Ishtar, 헤카테Hécate, 셀레네 아르테미스Séléné ou Artémis······.

고대 로마인들에게는 디안이라 불렸던 아르테미스는 그리스에서 매우 중요한 여신이었어. 조각상으로 표현된 아르테미스는 초승달 모양의 관을 쓰고, 활과 화살을 지니고 있으며, 늘 사슴과 함께 있지. 그녀는 사냥의 여신이었기 때문이야. 그녀의 이름 또한 '강력한 곰'이라는 뜻인데, 바로 이 때문에 생리를 '암곰들'이라고 표현했는지도 모르지.

고대의 유적을 연구하는 고고학자들은 그리스의 브라우론에 있는 아르테미스 신전 기둥에서 몇 가지 글귀를 발견했어. 당시 사람들이 여신에게 바친 선물의 목록들을 그 기둥에 새겨 놓았대. 그들이 여신에게 바친 선물 중에는, 옷과 갈대 줄기rakos 같은 것들을 찾아볼 수 있는데, 몇몇 학자들은 이를 두고 초경의 피나 출산 때 흘러나온 피에 젖은 천들을 의미하는 것이 아닐까 추측하기도 한대.

여성들은 이러한 선물을 여신에게 바치면서, 수많은 권능을 지닌 아르테미스 여신이 그들을 수호해 주길 기대했던 거지.

사람들은 아르테미스를 '허리의 달콤한 여신'이라 부르기도 했어. 여성이 첫 성관계를 가질 때, 혹은 여성이 아이를 세상에 내놓을 때, 몸의 빗장을 여는 역할을 관장하는 여신임을 뜻하는 말이지. 아르테미스에 바쳐진 신전은 그리스 전역에서뿐 아니라, 터키에서도 발견되고 있어.

아테네에서 멀지 않은 브라우론의 아르테미스 성소(성스러운 장소)에 어느 날 암곰 한 마리가 피신해 들어왔어. 그 암곰은 길들여져서 인간들과 함께 살아 갈 수 있게 되었는데, 어느 날 아르테미스 여신의 사원을 방문한 소녀들이 그 암곰을 귀찮게 했던 거야. 마침내 암곰은 소녀 중 하나를 할퀴기에 이르고, 이 사실에 격분한 소녀의 오빠가 아르테미스의 암곰을 죽이고 말았지. 이에 분노한 여신은 인간들을 벌하려고 아테네에 페스트라는 전염병을 벌로 내리게 되고, 수천 명의 아테네인들이 목숨을 잃었다는 전설이 전해지고 있어.

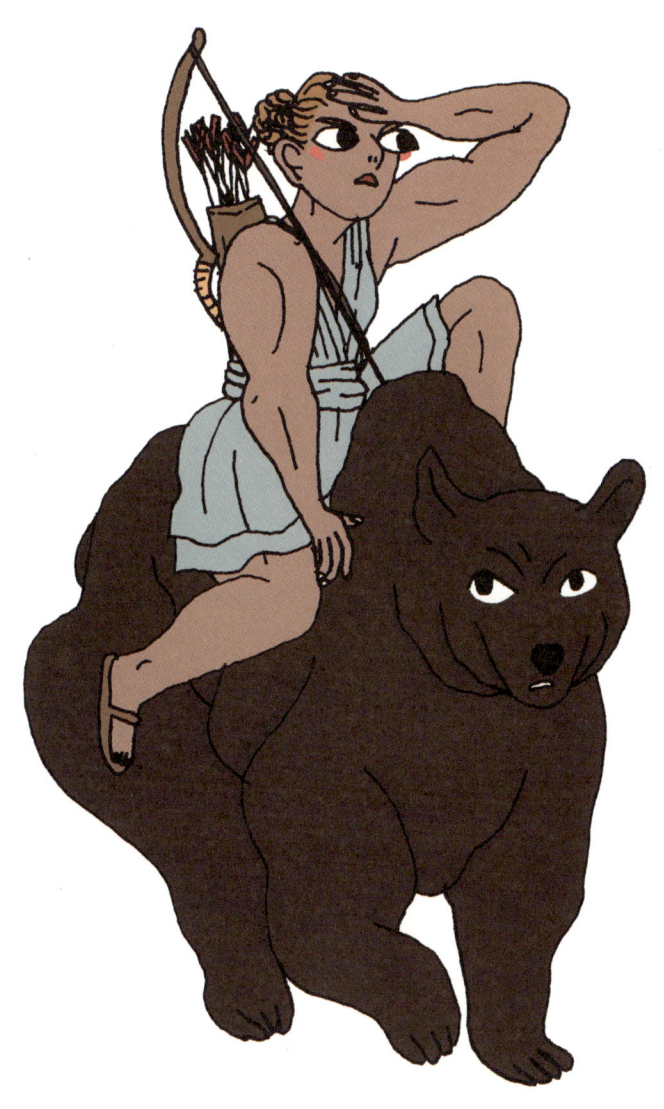

★ 프랑스어에서 생리(règles)라는 단어는 규칙이라는 단어의 복수형(règles)과 동음이의어다.

★★ 프랑스 고교생들이 보는 고등학교 졸업 국가자격증 시험으로 여러 날 동안 논술 혹은 구술 형식으로 시험을 친다. 1808년에 시작되어 210년의 오랜 역사를 가지고 있는 시험이기도 하다. 평점 20점 만점에서 10점 이상을 받으면 합격이다. 바칼로레아 학위를 가진 모든 사람에게 국공립 대학 입학 자격이 주어진다. 약 87~90%의 합격률을 보인다.

아르테미스 여신은 이후 모든 소녀들이 제대로 교육 받을 수 있도록 자신의 사원에 보내지도록 요구했어. 아마도 그 당시 소녀들은 규칙(생리)★을 제대로 준수할 줄 몰랐던 모양이지? 수세기에 걸쳐 일군의 그리스 소녀들은 아르테미스 사원에 보내져 5년 동안 일정한 교육을 받게 되었지. 그들이 받던 수업의 시간표는 정확하게 알려지지 않았지만, 소녀들은 사냥을 하고 실과 천을 짜고 바느질 하는 법, 음악을 연주하고 노래를 부르며 춤추고 운동하는 법, 축제와 신성한 의식을 거행하는 법을 배웠다고 해. 소녀들은 또한 성과 월경, 임신과 출산, 그리고 아기들을 돌보는 방법에 대해서도 배웠다지. 사람들은 이 수업을 받는 소녀들을 암곰들, 혹은 소녀 곰들이라 불렀어. 이 수업이 끝나는 날, 화려한 의식이 거행되었는데, 소녀들은 이마에 화관을 쓰고, 벌거벗은 몸으로 거대한 불을 둘러싸고 달렸대. 그 의식은 분명 오늘날 바칼로레아★★를 통과한 것과 비슷한 의미였던 것 같아.

 옛 여인들에게 생리는 삶의 여러 가지를 터득하게 하는 한 가지 방법이었지.

인류가 유지되기 위해 생리를 존중하는 방법을 아는 것은 매우 중요한 일이었지. 따라서 우리는 세계 모든 나라에서, 서로 다른 시기에 비슷한 종류의 기본 소양을 전수하는 관습을 발견할 수 있어.

수많은 여성들은 여러 시대를 거치며, 그들이 가진 능력을 표현하려고 전통에서 영감을 받아 행동해 왔단다. 예를 들어 가슴을 드러내고, 머리에는 화관을 쓴 채로 집단행동에 나서는 페미니스트 단체 페멘Femen이 바로 그러한 예지!

종교의 교리가 숨기는 것은 무엇인가?

오랜 세월 동안 세상 대부분의 인간 종족은 여러 명의 남신과 여신이 있다고 믿으며 살아왔지. 이러한 믿음은 세계 곳곳에서 차츰 유일신에 대한 믿음으로 바뀌게 돼. 유대인들, 기독교인들, 무슬림들에게는 단 하나의 신이 있어. 그런데 그 신은 남성 신이 돼 버린 거야! 종교가 떠받드는 신이 유일신이건 여러 신이건 간에, 그런 신을 믿고 섬기는 종교는 언제나 남자들을 위해 기능해 왔다는 면에서는 다르지 않아.

가부장제

가부장제는 남자(아버지)를 권력 피라미드의 가장 꼭대기에 올려놓는 방식으로 사회를 조직한다. 상상의 영역에서뿐 아니라(사람들은 바로 그 남성 신이 세상 모든 것을 창조했다고 믿는다) 현실 세계에서도 그러하다. 오늘날 인류는 여전히 그 가부장제 체계에서 살고 있다. 여성은 남성에 비해 적은 권력을 가지고 있다. 법이 남녀 모두에게 같은 권리를 부여한다고 해도, 여성들은 기업을 이끌어 가는 간부 사원의 수에서나, 투표로 선출되는 의원 수에서, 행정부를 이끌어가는 관료의 수에서 언제나 소수다. 여성은 남성보다 적은 급여를 받고, 훨씬 더 자주 폭력이나 괴롭힘의 피해자가 되며, 가정에서도 항상 더 많은 가사노동을 짊어지고 있다.

여성이 생리를 한다는 이유로 사회에서 격리시켰던 것과 마찬가지로 종교는 인간이 여성에게 남성과 동등한 지위를 허락하지 않는 이유를 제공했지.

- 유대교 계율에서 생리를 하는 여자는 남편과 같은 침대를 쓸 수 없도록 했으며, 7일 동안 남편들은 아내를 건드릴 수도 없도록 했어. 그 7일 동안 여성들은 요리를 할 수도 없었지. 식사는 미리 준비해 놓아야 했고, 식탁에 음식을 차리는 일은 생리를 하지 않는 다른 여성의 몫이 됐지.
- 가톨릭의 경우 생리하는 여성은 교회에도 갈 수 없었고, 영성체를 받을 수도 없었어.
- 이슬람교 여성은 생리를 하는 동안 예배당인 모스크에 갈 권리도, 기도를 하거나 코란을 만질 권리도 없어. 단식을 해야 하는 라마단 기간 동안, 생리 중인 여성은 단식할 권리가 없었어. 그런데 음식은 몰래 먹어야만 했지. 사람들이 보는 데서 음식을 먹으면, 그녀가 생리를 한다는 것을 알리는 게 되기 때문이야. 생리 사실은 또 숨겨야 하는 거였거든. 복잡하지.

대부분의 종교는 생리 중인 여성을 불순한 존재로 여겼으며, 그들이 생리를 하는 중이거나 그 직후에는 성관계를 금지했어. 여성은 생리한다는 사실을 숨겨야만 했으며, 생리가 끝난 후엔 몸을 깨끗이 씻어야 했지. 심지어 성경은 모든 여성은 생리 후에 자신의 더러워진 몸을 정화하려고 멧비둘기 한 마리를 희생시켜 제물로 바치게 하기도 했단다. 물론 상당히 엽기적인 얘기지. 이제 더는 세상 어떤 사람도 이런 일로 새를 죽이지는 않아. 아무리 믿음이 깊은 신자일지라도.

시간은 흘렀지만(피도 계속 흘렀지!), 생리 중에 자신이 더럽다고 느끼는 여성들은 여전히 많아. 이것은 여성들을 지배하는 매우 효과적인 방법이지. 여성들은 스스로를 부끄럽게 여기게 되고, 자기가 한 달에 여러 날 동안 다른 사람들을 역겹게 만든다고 생각하도록 해서 극도로 조심하기 때문이야. 스스로를 수치스럽게 여기게 될 때, 우리는 타인과 자신이 동등하다고 느낄 수 없지 않겠니? 그렇게 되면 급여를 올려달라고 사장에게 요구하는 것이 아무래도 덜 쉬운 일이 되는 법이지. 예를 들자면 그렇다는 거야!

오두막에 갇힌 여성들

일부 국가에서는 여성이 생리를 하는 동안 그들을 동떨어진 움막이나 오두막 같은 데 격리시켜 감금하는 관습이 여전히 남아 있다. 네팔에서는 이 관습을 '쇼파디'라 부른다. 이러한 의식은 법으로 금지되었지만 현실에서는 여전히 관행으로 이어지고 있다. 그들이 이 관습을 지키지 않으면 신들에게 보복을 당하게 될지도 모른다고 두려워하기 때문이다. 매년 여러 여성들이 이 관습 때문에 죽음을 당하곤 한다. 2017년에는 오두막에 감금되어 있던 한 소녀가 뱀에 물려 죽은 일도 있었다.

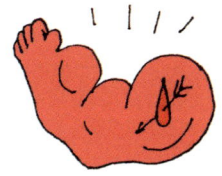

종교 교리는 **'약한 여성'**이라는 실재하지 않는 존재들을 만들어 냈다.

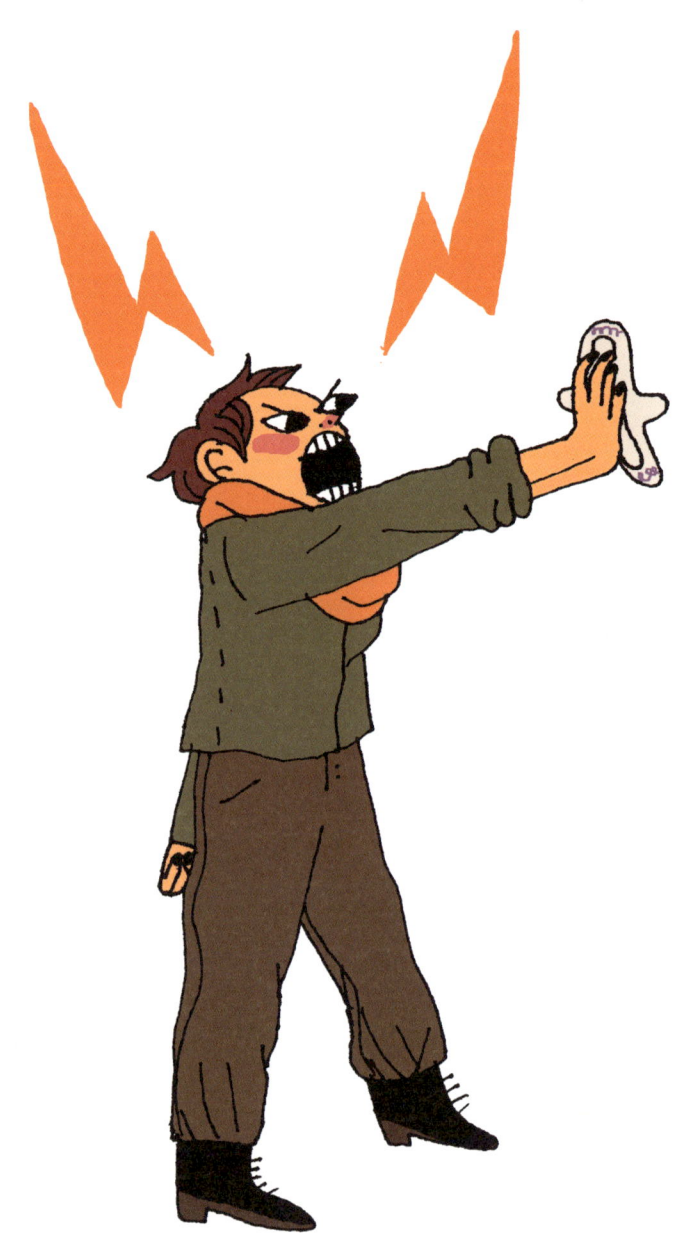

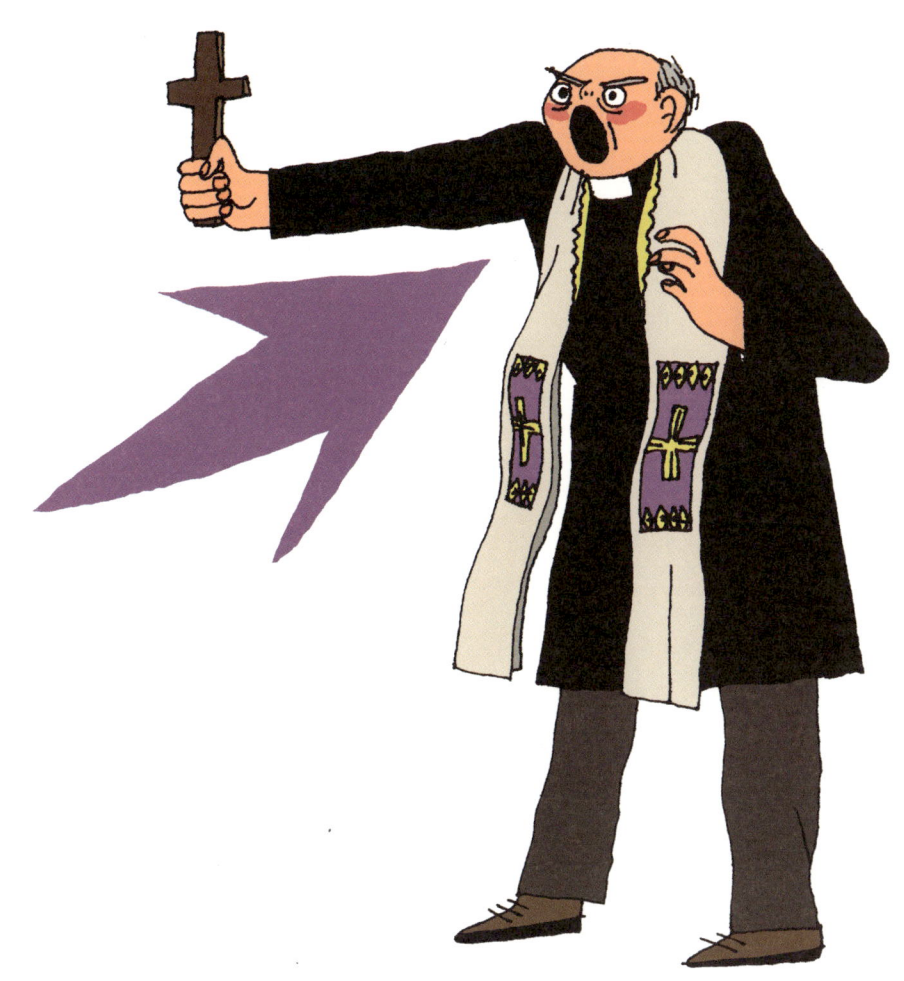

피 흘리는 사람에 대한 미신

미신은 두려움이나 무지에서 비롯된 믿음을 일컫는 말이다. 예를 들어, 검은 고양이를 보거나 사다리 밑으로 지나가면 불행이 찾아온다고 믿는다면 그는 미신적인 사람이다.

세상엔 생리를 둘러싼 무수히 많은 **미신**들이 있지. 그중 프랑스에서 잘 알려진 얘기가 마요네즈와 관련된 것이야. 여전히 많은 사람이 생리 중인 여자는 마요네즈를 만드는 데 성공할 수 없다는 이야기를 한단다. 누구나 실험을 한 번만 직접 해 보면 이 미신이 틀렸다는 걸 알 수 있을 거야. 흠, 물론 네가 마요네즈를 반드시 만들어 낼 것이라고 말하진 않겠어. 만약 성공하지 못한다면 그건 재료에 문제가 있었거나, 충분히 오래 휘젓지 않았거나, 충분히 세게 젓질 않았기 때문일 거야! 생리를 전혀 하지 않는 남자도 여자와 마찬가지로 마요네즈 만드는 걸 실패하거나 성공하거든.

옛날 사람들은, 생리 중인 여성은 포도주 맛을 상하게 할 위험이 있다거나 음식을 썩게 할 수 있고, 거울을 뿌옇게 만든다거나 개들을 미쳐 날뛰게 만든다고 말하곤 했어. 그러니 생리 중엔 한 잔 마시는 것도, 음식을 먹거나 거울을 보는 것도, 강아지 곁에 가는 것도 삼가는 편이 좋다고 여겼겠지!

생리혈 또한 마치 독성이 있는 것처럼 여겨졌지. 생리혈은 수확을 줄어들게 한다고도 하고, 기사들이 전투에 임하기 전 칼날이 죽음을 가져올 수 있도록 자신들의 칼을 생리혈에 담근다고도 했지! 그리 오래지 않은 옛날까지 시골에선 생리 중인 여자를 밭으로 보내 달리게도 했어. 생리혈이 배추를 갉아먹는 민달팽이들을 죽인다고 믿었기 때문이지.

이런 미신들이 도대체 어디서 비롯됐는지는 알 수가 없어. 그러나 인간들은 생리에 관한한 거의 완벽한 무지 속에서 살아왔어. 무지와 미신은 한 쌍을 이루는 법이거든.

장수의 비결?

좀 드물긴 하지만, 미신 중에는 생리혈이 우리한테 도움이 된다는 것도 간혹 있다. 오랜 전통 가운데에는 여신에게 경배를 바치는 종교 의식 중에 생리혈을 마시는 전통도 있었다. 생리혈이 영원한 젊음과 언제나 사랑에 빠지는 능력을 준다고 믿었기 때문이다.

마요네즈에 들어가는 달걀은 물론 다산을 생각하게 하지. 사람들은 오랫동안 생리혈이 아기를 만드는 데 쓰는 재료라고 믿기도 했어. 그럼 도대체 왜 생리혈이 개를 열 받게 하고, 거울을 뿌옇게 흐려 놓는다고도 하는 거지? 이 모든 미신들이 거짓이라는 걸 확인하는 건 너무 간단한 일이야. 그러니 이런 미신이 존재한다는 건 도무지 이해할 수 없는 미스터리가 아닐 수 없지!

이런 미신들이 어디서 왔건, 이런 믿음은 모두 그 효용을 가지고 있지. 생리혈이 위험한 것이며, 생리 중인 여성들 또한 그러하다는 것. 이런 생각은 생리 중인 여자 옆에는 가까이 가지 않는 게 상책이라는 미신을 강화시키는 데 쓰인 거야. 즉, 이러한 미신들은 금기를 강화시키는 데 기여한 셈이지.

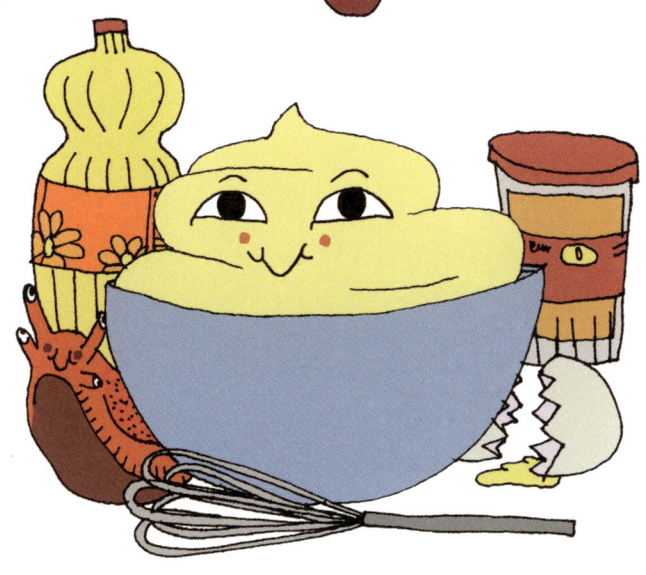

당신의 꽃(생리)은 너무 치명적이에요!

1920년에 소아과 의사 벨라 쉬크Béla Schick는 생리 중인 소녀와 접촉한 꽃들은 더 빨리 시든다는 사실을 발견했다고 주장했다. 그는 생리 중인 여자들이 식물을 썩게 하는 독성을 품은 땀을 배출하는 것 같다고 생각했다. 하지만 여러 차례 진행된 이후의 연구들은 그의 이론이 완전히 틀렸다는 걸 증명했다.

이러한 편견과 그 편견에 따른 부당한 생각들은 여성 차별의 원천이 되곤 해. 이러한 생각들은 여자와 남자가 매우 다른 존재이며, 여자는 남자와 같은 권리를 가질 수도, 사회에서 같은 역할을 수행할 수도 없다는 생각을 믿게 만들지.

생리에 대한 모든 잘못된 생각은 매우 오랜 동안 지속되어 왔으며, 의사들과 학자들이 여성을 바라보는 시각에 널리 녹아 있었지. 그들은 여성이 남성과 다를 뿐 아니라, 더 낮은 존재이며, 한 달에 며칠 동안은 완전히 위험하다고 생각해 왔어. 여성은 남성에 비하여 낮은 가치를 지녔으므로 세상은 그들에게 관심을 덜 기울이고, 정성을 덜 쏟으며, 하등하게 취급하는 것은 당연하다는 생각을 해 온 거지.

 **생리에 대해 말하는 것은, 여성과 남성 평등에 기여하는 한 가지 방법이다.**

의학이 상당한 수준으로 발전했고, 사람은 이전보다 훨씬 더 좋은 건강 상태에서 오래 살 수 있게 되었음에도, 우린 여전히 여성들과 관련된 질병들, 특히 생리 중에 발병하는 질병들을 치료하는 방법을 몰라. 이는 금기시된 이 주제에 대한 연구가 여전히 충분히 진행되지 못했기 때문이란다.

생리 전 증후군과 나쁜 요정들

생리 날짜가 다가오면 배나 허리가 아플 수 있는데 이걸 생리통이라고 불러. 생리 중에는 근육으로 이루어진 자궁 점막을 피와 함께 밖으로 내보내기 위해 자궁이 수축하게 돼. 어떤 사람들은 생리 전이나 생리 중 혹은 바로 다음에 두통을 앓기도 하지. 매번 꼭 그런 건 아니지만. 이런 종류의 두통을 월경성 두통이라고 부르지.

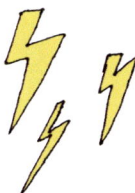

비밀스런 두통

생리와 관련하여 종종 말하게 되는 월경의 catamènial이라는 단어는 월경을 뜻하는 희랍어 katamenia에서 왔다. '비밀스럽게'라는 말 또한 이 표현에서 나왔다. 생리와 관련된 모든 것은 감춰져야 하는 것이라고 생각했기 때문이다.

생리 전 종종 나타나는 또 다른 육체적 징후로 가슴이 아플 수 있고, 배가 땅길 수 있으며, 피부나 머릿결에 윤기가 좀 더 흐르고, 뾰루지가 돋아날 수도 있지. 다리나 배가 붓거나 자주 화장실에 가고 싶어지기도 해. 어떤 사람들에게는 생리 날짜가 다가오는 것이 기분이나 심리 상태에 영향을 끼치기도 하지. 기분이 안 좋아지고, 슬퍼지거나, 심지어는 우울해지는 경우도 없지는 않아.

이러한 문제들은 생리 주기와 연관된 호르몬 때문에 생길 수 있어. 이 호르몬은 식욕에 변화를 가져오거나 기분 상태, 소화에도 영향을 끼칠 수 있지. 그러나 모든 사람들에게 똑같은 징후가 나타나진 않아. 과학자들은 왜 어떤 사람들은 생리 때에도 완벽하게 좋은 컨디션을 유지하는데 다른 사람은 매번 높은 산을 오르는 것 같은 느낌을 갖는지 그 차이에 대해 알지 못한단다.

호르몬의 역할은 무엇인가?

호르몬은 우리 몸의 내분비 샘에서 분비되는 물질이다. 난소나 고환은 뇌 속에 있는 시상하부와 뇌하수체의 명령으로 작동하는, 성호르몬 내분비 샘이다. 호르몬이라는 단어는 희랍어로 '난 흥분했어'라는 의미의 단어에서 왔다. 이 어원은 호르몬이 우리의 생명력을 촉진시키는 역할을 하는 물질임을 짐작케 해 준다. 에스트로겐, 프로제스테론, 테스토스테론, 옥시토신, 인슐린, 도파민, 엔돌핀 등 여러 가지 호르몬은 우리의 신체 기관의 작동을 촉진시키고 생체리듬을 원활하게 하는 메신저 역할을 한다. 소화, 수면, 노력, 배란, 혹은 정액의 생성까지 이 호르몬들이 개입해서 역할을 한다. 내분비 기관의 체계는 너무 복잡해서 아직도 명확히 그 작동 방식이 알려지지 않았다. 그리고 그 균형은 사소한 요인으로도 쉽게 깨져버릴 수 있다.

때때로 생리 전에 우리는 변덕스런 작은 요정이 우리 몸과 감정에 명령을 내리는 것 같은 느낌을 받곤 해. "울어! 어서. 넌 왜 울어야 하는지 모르겠지만, 난 알지. 너는 못생겼고, 아무도 널 좋아하지 않기 때문이야." 그러다가 다음 순간, 이 요정은 시침을 뚝 떼고 이렇게 속삭이지. "오늘 정말 기분 끝내주네! 넌 정말 멋진 인간이야." 우리가 초콜릿과 감자 칩을 마구 먹어 대거나, 누가 시간을 물어볼 때마다 버럭 성질을 내는 동안, 이런 변덕스런 요정은 수 없이 우리 맘속을 들락거리지. 암튼 한마디로 생리 전 기분이란 건 평화로운 축제와는 거리가 멀어.

이 시기에 나타나는 현상을 의학 용어로 '생리 전 증후군'이라고 불러. 1952년 카타리나 달톤Katharina Dalton이라는 의사가 자신의 연구 결과를 토대로 이렇게 이름을 지어줬지. 그녀는 자신도 생리 기간 동안 두통을 겪어 왔는데 임신과 함께 두통이 사라졌어. 생리 전과 생리 중에 이런 일이 나타나는 것은 호르몬이 제대로 조절되지 않은 탓이라는 가정을 할 수 있게 해 주었지.

그러나 모든 사람이 이 생리 전 증후군에 대해 동의하는 것은 아니야. 어떤 이들은 이것을 '상상의 병'이라고도 말한단다. 이렇게 주장하는 과학자들에 따르면,

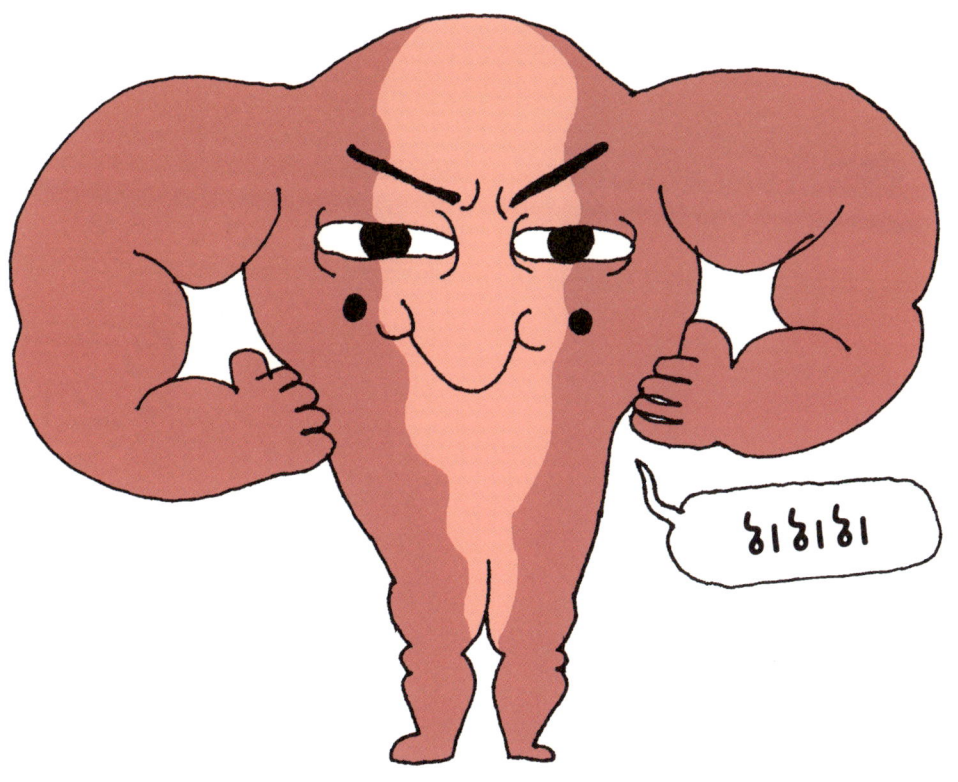

호르몬은 인간에게 마치 일기예보처럼 작용한다고 해. 즉 실제 기온과 우리가 느끼는 기온 사이에 차이가 있다는 것이지. 사실 이것은 닭이 먼저인가, 달걀이 먼저인가 하는 오랜 논쟁과 비슷한 얘기이기도 하지. 호르몬이 우리를 이렇게 만드는 것인가 아니면 우리의 정신적 상태가 호르몬을 그렇게 만드는 것인가? 우린 아직 정확히 어느 쪽이 원인을 제공하는지 알지 못해.

  어쩌면 바로 이런 이유 때문에 아직 아무도 생리 전 증후군을 다스리는 약을 만들어내지 못했는지도 몰라. 이런 경우 우리의 상태를 가장 효과적으로 향상시킬 수 있는 방법은 육체 운동, 긴장 이완(휴식), 그리고 균형 있는 식생활이라고 할 수 있어. 특히 우리 자신을 있는 그대로 받아들이고, 부끄러움을 갖지 말며, 스스로를 존중하는 것이 가장 중요하지.

"뭐야, 너 그날이야?"

생리 전 증후군이건 아니건, 어느 날 너는 이런 말을 듣는 날이 있을 거야. "뭐야, 왜 짜증내고 그래. 너 혹시 그날이야?" 여성의 태도를 그녀가 하고 있는 생리와 연결 지어서 비난하는 건 아주 흔한 일이지!

이건 사실 아주 불쾌한 일이야. 이건 생리를 마치 일종의 질병인 것처럼 취급하는 방식인 거지. 그리고 이건 네가 하는 말을 귀담아 듣지 않거나, 네가 표현하는 것에 대해 진지하게 대응할 의사가 없다는 뜻일 수도 있거든.

너는 생리 중이 아닐 수도 있고, 생리 중이었을 수도 있어. 생리 중이었지만 완벽히 좋은 컨디션이었을 수도 있지. 대부분의 사람들이 그런 것처럼 말이야. 또 너는 기분이 안 좋을 수 있는 권리도 있는 거야. 이것은 생리와는 아무런 관련도 없는 거지!

네가 생리 중이고 그래서 컨디션이 별로 좋지 않을 수도 있겠지. 그렇다 해도 그런 이유로 널 불편하게 하거나, 네가 감정 조절에 서투르다며 핀잔 줄 필요는 없는 거야. 네 말을 찬찬히 들어 주거나, 기분이 나아지도록 도와주는 것이 낫겠지.

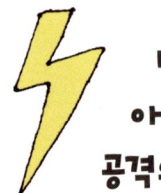
네가 생리 중이건 아니건, 그건 다른 사람과는 아무 상관도 없는 거야. 생리 여부가 너를 향한 공격의 무기로 사용돼서는 안 되는 거지!

게다가 호르몬 작용과 아무 상관없이 우리가 기분이 안 좋아질 수 있는 이유는 너무도 많지. 예를 들어 여자들은 남자들보다 집안일을 하는 데 두 배나 더 많은

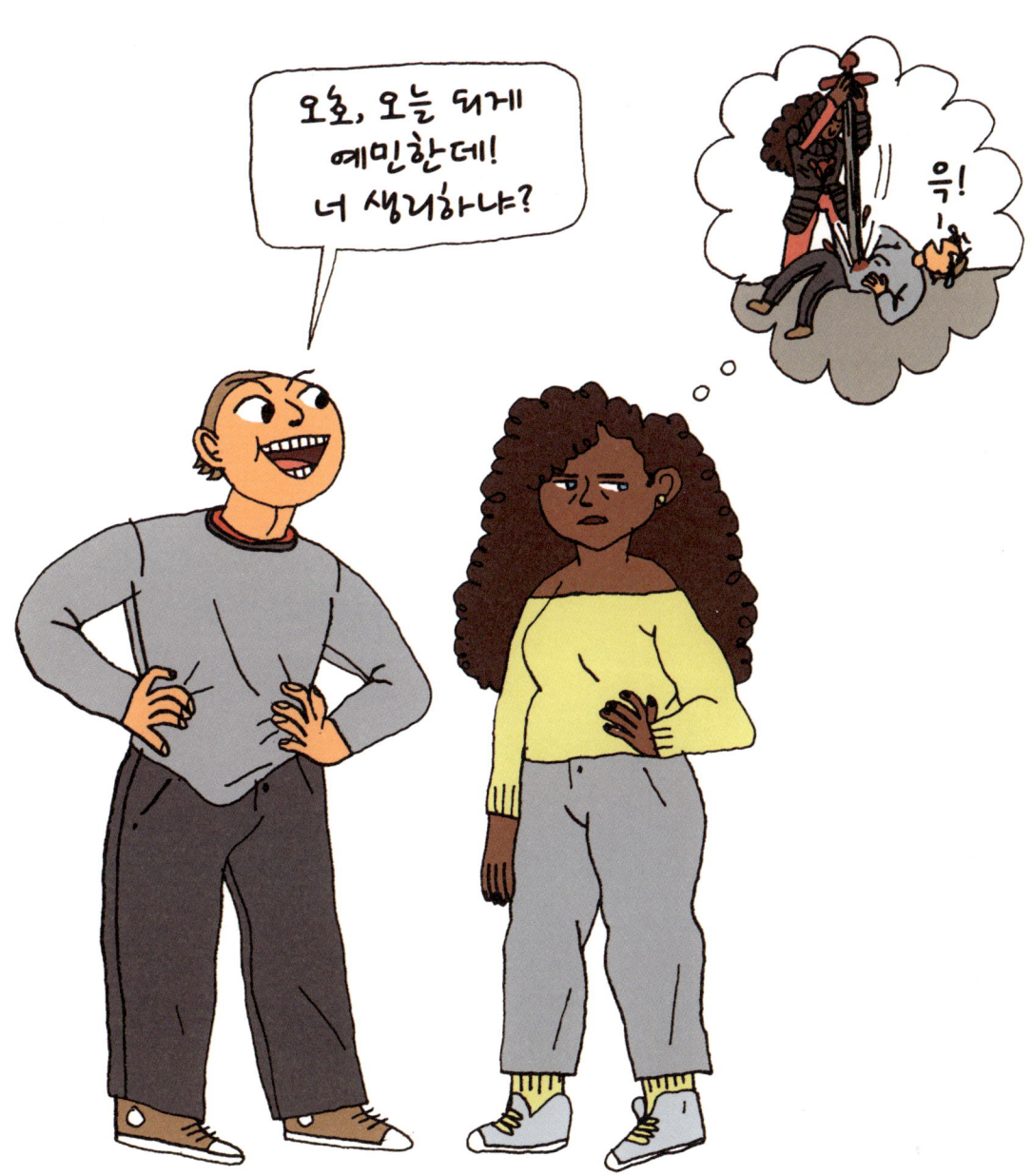

시간을 보내. 사회에서 중요한 대부분의 자리는 죄다 '고추를 달고 계신' 분들이 차지하기도 하고!

또 다른 문제가 있지. 이런 종류의 말을 듣는 게 싫어서 생리에 대해서 말하기를 꺼리게 될 수가 있어. 우리가 느끼는 그대로를 정직하게 말하지 않고 감추면 우리는 스스로를 불신하게 될 수가 있어. 자신이 말하는 것, 자신이 보는 것에 대해서 의심하게 되는 거지. 그러다 보면 자신감을 잃게 될 수도 있어.

게다가 생리 중인 여자들이 예민하게 군다고 비아냥거리는 남자들이라고 항상 좋은 컨디션을 유지하는 건 아니거든. 그들은 특별한 이유 없이 짜증 낼 때가 없나?

모든 인간의 몸은 50가지의 다양한 호르몬을 생산해 내. 테스토스테론^{testostéron}이라는 호르몬은 남자들에게서 많이 생성되는 호르몬이야. 이 호르몬은 난폭한 태도와 관련이 있지. 그렇지만 어떤 남자가 다소 난폭하게 말하거나 행동할 때, "너 테스토스테론 호르몬에 문제가 있는 거 아니야?" 이렇게 묻진 않아. 왜 그럴까? 한 남자가 자신의 의지로 스스로를 통제하지 못하고 오직 호르몬의 명령에 움직인다고 생각하는 건 부절적하기도 하고 그 사람을 무시하는 말이 될 수 있기 때문이지. 그런데 이런 말이 남자들에게 부적절한 거라면, 여자들에게도 당연히 마찬가지 아닐까?

생리는 어쩌면 인간은 무엇인가, 하는 문제에 대해 생각할 수 있는 좋은 기회이기도 해!

배가 아플 때

초경 무렵, 생리는 자주 불규칙하고 고통스러울 수가 있어. 몸이 아직 익숙해지지 않았기 때문이지. 우리 몸에 새롭게 다가온 모든 변화들이 걱정스럽기도 하고. 이렇게 피가 많이 나오는 것이 혹은 이렇게 적은 양의 피가 나오는 것이 정상인지, 왜 이렇게 피가 묽은지 혹은 왜 전혀 묽지 않고 엉켜 있는지. 수학 시간 중간에 생리가 시작되면 어떻게 해야 할지, 혹은 바캉스 첫날 시작하면 어떻게 할지…… 정확한 답을 알 수 없는 수많은 질문이 쏟아져 나오기 마련이야. 생리가 어떤 형태로 진행되는지는 사람마다 천차만별이거든. 생리 중엔 운동을 할 기운조차 없는 사람이 있는가 하면, 어떤 사람은 전혀 아프지 않은 경우도 있어. 또한 한 사람의 생리 양상도 시간이 흘러감에 따라 변화할 수 있지.

정말로 비정상인 경우도 있는데 아주 드문 경우야. 예를 들어 출혈성 생리라거나, 다낭포성 난소 증후군 같은 경우가 그렇단다. 자궁내막증 같은 경우도 마찬가지고(이에 대한 것들은 조금 뒤에 다룰 거야). 이런 경우엔 우리를 돕거나 치료할 수 있는 **의사**나 산파를 찾아서 증상을 말해야 하지.

산부인과에 가기 전에 '산부인과, 게임의 법칙' 장을 미리 읽기 바람. 진료 중에 훨씬 마음이 편할 수 있음.

출혈성 생리

한 번 시작하면 8일 이상 진행되고, 매시간 생리대를 갈아야 할 만큼 생리양이 많은 경우, 이런 생리를 출혈성 생리라고 한다. 여기에는 여러 가지 원인이 있을 수 있다. 이런 증상이 있을 땐 문제 해결을 위해 산부인과 의사를 찾아야 한다.

대부분의 경우엔 나오는 피를 그냥 흐르게 하고, 한동안 그 일에 적응하고자 하면 그뿐이야. 다시 말하자면 자신의 생리가 어떻게 진행되는지 묵묵히 관찰하면서, 거기에 익숙해지면 되는 거지! 때때로 우린 침대 속에 누워 따뜻한 찜질팩을 배에 올려놓고 음악을 들으며 책을 읽거나, 코코아를 마시면서 텔레비전을 보며 시간을 보내고 싶기도 할 거야. 찜질팩은 맘을 편안하게 하는 데 아주 효과적인 물건이지. 체리 씨로 채워진 쿠션이나, 여러 시간 동안 온기를 품고 있는 핫팩도 마찬가지고.

다낭포성 난소 증후군

지나치게 불규칙하거나 아주 드물게 진행되는 생리, 체모가 갑자기 많아진다거나 머리카락이 많이 빠지고, 혹은 별 이유 없이 체중이 갑자기 늘어나는 증상 등이 동반되는 생리를 하고 있다면, 이것은 다낭포성 난소 증후군을 앓고 있다는 신호일 수 있다. 이건 난소가 낭종을 가지게 된 것을 의미한다. 배란이 제대로 진행되지 않기 때문에 일어나는 일이다. 5~10%의 여성이 이런 증상을 가질 수 있다. 이런 증상이 있을 땐, 치료를 해야 하고, 증상을 잘 지켜봐야 한다. 건강을 유지하기 위해서도 그렇고, 임신을 위해서도 치료해야 하는 증상이다.

생리통을 겪을 때, 몸의 고통을 완화시키고 편안하게 긴장을 이완시키는 데 효과적인 또 한 가지 방법은 자기 몸을 애무하는 거야. 자위라고 흔히 말하지. 들어봤을 거야. 아니면 이미 이 방법을 쓰고 있거나.

월경곤란증, 이건 또 뭐지?

고통스러운 생리를 일컫는 의학 용어다. 모든 여자에게 이 증상은 찾아올 수 있다. 특히 청소년기에 있는 소녀들에게. 일반적으로는 대단치 않은 일로 시간이 지나면서 잦아든다. 그러나 생리 중에 심하게 고통을 느낀다면 산부인과 의사를 찾아가서 문제가 없는지 확인해 보고 이 상황을 완화시킬 수 있는 방법을 찾아보는 편이 좋다.

빨간 모자와 늑대*

우리가 알고 있는 이 옛날이야기는 소녀가 처음으로 피를 흘리게 될 때의 비밀을 이야기하는 것이기도 하다(그래서 소녀의 옷은 빨간색이다). 물론 늑대는 너를 잡아먹지는 않아. 하지만 어쩌면 벌써 알아챘을지 모르겠지만, 소녀들에게 거리는 언제나 편한 곳은 아니다. 많은 (젊은, 혹은 어린) 남자들이 집요하게 쫓아와 말을 걸려고도 하고, 지나가는 여자의 몸에 대해 품평을 하거나, 입고 있는 옷에 대해 한마디씩 던지곤 한다. 물론 그럴 때 그들의 말투가 그다지 기분 좋은 건 아니다. 이런 걸 흔히 성희롱이라 부른다. 이런 식의 일들은 사춘기가 끝나갈 무렵 주로 시작되는데, 대략 초경 무렵이라고도 할 수 있다. 어떻게 그런 일을 피할 수 있는지 알고 싶다고? 우린 그 답을 알지 못한다. 그런 행동을 하는 그들이 자신들의 태도를 바꿔야 하는 것이지, 당하는 사람이 태도를 바꿔야 할 일은 아니다. 그런 사람들을 가르치려면 새로운 책을 써야 할지도 모르겠다.

> ★ 〈빨간 모자〉는 유럽에 오래전부터 전해 내려오는 전래동화 중 하나다. 수세기를 거쳐 내려오면서, 다양한 버전들이 만들어졌고, 지금도 여전히 여러 가지 버전들이 공존하고 있다. 늑대가 할머니와 빨간 모자를 잡아먹는 비극적 결말로 끝나는 것이 있는가 하면, 사냥꾼이 등장하여 빨간 모자를 도와주고 배 속에 있는 할머니까지 구출하는 것도 있다. 빨간색 옷을 입은 소녀가 상징하는 것은, 물론 생리를 시작한 소녀다. 그 나이 때부터 소녀들은 거리의 음흉한 시선을 빈번히 받게 되고, 이런 유혹에 조심하지 않으면 안 된다는 것을 경고하기 위해 옛사람들이 이런 이야기를 만들어 냈다. 빨간 모자를 처음으로 민담집에 기록한 사람은 샤를 페로(1697)라는 사람인데, 그는 이 이야기를 수록한 책 뒤에 다음과 같은 교훈을 적어 두었다. "이 이야기를 통해서 잘 자란 매력적인 소녀가 길에서 마주친 늑대와 같은 수상한 자의 말을 듣지 않았다면 늑대의 저녁감이 되는 일은 없을 것이란 점을 배울 수 있다. 늑대는 협박을 하거나 폭력을 휘두르지도 않았고 화를 내지도 않았다. 오히려 정중한 말로 길에서 만난 소녀의 집까지 들어간 것이다. 정중한 행동을 하는 늑대가 사실은 가장 무서운 존재였다는 것을 어찌 알았으랴."

마지막으로 수많은 여성이 생리를 하게 되어서 행복하다는 사실을 기억했으면 좋겠어. 그들은 생리를 하게 됨으로써 강력해지고, 더 창조적이 되며, 더 열정적이 된다고 느껴. 월경 덕분에 우주 만물과 우리 몸이 서로 연결되었다고 느낄 수 있지. 우리 역시 생리를 두려움이나 불평 없이 그 자체로 즐겁게 경험하도록 스스로에게 허락할 수 있는 거란다!

자궁내막증

생리를 이미 시작한 친구들에게 생리를 할 때면 배가 아프다든가, 토하게 된다거나 집 밖으로 나갈 수조차 없다거나, 하는 말들을 들어본 적이 있을 거야. 어쩌면 너 자신이 그렇게 참을 수 없는 고통을 겪는 사람 중 하나일지도 몰라. 고통을 말하는 그들에게 우린 생리 때 아픈 건 정상이라고 자주 말을 하지. 하지만 그건 정상이 아니야!

허리가 끊어질 듯 아프고, 일어날 수 없을 만큼 고통스러운 지경이 되는 건 정상이 아니라고!

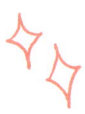

만성질환은 영구적으로 지속되거나 끊임없이 찾아오는 질병을 말한다.

★ 우리나라에서도 2016년 기준 10만3,404명의 환자가 보고됐으며, 수가 점점 늘어나는 중이다.

생리 중에 겪게 되는 이처럼 난폭한 고통은 자궁내막증이라 불리는 병명의 징후일 수 있어. 이 **만성적인 질환**은 완경(폐경)까지 계속 되는 수도 있어. 그것 때문에 죽지는 않지만 이 병을 떨쳐버리지 않는 한 삶이 매우 고단해지고, 아이를 갖기 힘들게 하는 원인이 될 수도 있지. 열 명 중 한 명의 여자, 즉 프랑스에선 약 200만 명의 여성이, 전 세계적으론 1억8,000만 명의 여성이 이 질환과 관련이 있지.★

자궁내막증은 생리와 관련된 병이야. 정상적이라면 매달 밖으로 배출돼야 하는 자궁내막 세포들이 나팔관을 통해서 배로 올라와서, 왜 그런지 모르겠지만, 우리 몸의 면역 체계로는 제거되질 않아. 자궁내막의 세포들은 자궁 주변에서 점점 거미줄처럼 번식하게 되지. 나팔관 주변과 난소, 방광, 신장 부근에서.

우리 몸을 보호해 주는 면역 체계

우리가 아플 때 몸 안에는 세균과 바이러스에 저항하여 일사불란하게 움직이는 세포 군대가 있다. 이걸 면역체계라고 부르는데, 이는 우리 몸을 지켜 주는 보초병이라고도 할 수 있다. 우리 몸에 들어와선 안 될 것이 들어와 있는 걸 보면 그것들을 제거하는 역할을 한다. 그런데 종종 이 면역체계는 우리 몸을 보호하는 데 실패하고(예를 들어, 스트레스를 심하게 받으면 면역체계가 약해져서 제대로 기능하지 못한다), 그럴 때면 병이 몸 안에 자리 잡게 된다.

문제는 자궁내막 세포들이 마치 원래부터 자궁 내에 있었던 것처럼 행동한다는 점이지. 이 세포들은 월경 사이클에 맞추어 반응을 해. 부풀어 오르고, 피 흘리고. 그런데 밖으로 나오지 않고, 생리 기간뿐 아니라 화장실에 가거나, 성관계를 가질 때, 운동할 때에도 우리를 고통스럽게 하지.

이런 종류의 고통을 겪는 사람들은 병을 진단받기까지 수년(7~9년) 동안을 기다리는 경우가 대부분이야. 이러한 문제를 감히 거론하지 못해서이기도 하고, 주변 사람들이 고통을 호소하는 사람의 목소리를 무시해서이기도 하지.

월경 중 고통을 줄일 수 있는 치료법들이 있어. 월경을 멈추게 하기 위해 호르몬을 투입할 수도 있고, 때론 문제 부위가 다른 신체기관을 손상시키는 것을 막기 위해 수술할 수도 있지. 그래서 생리통이 심할 때 의사의 진단을 받는 것은 매우 중요해. 문제를 빨리 파악할수록 신속하게 해결할 수 있거든.

자궁내막증은 매우 오래된 병이야. 고대 이집트의 클레오파트라 시절부터 여자들은 이미 이 질병을 앓고 있었다고 하지. 의사들은 고통을 호소하는 여성들에게 결혼을 하고, 아이를 가지라고 조언했었대. 임신하면 생리가 없어지고 그러면 자궁내막증으로 인한 고통도 덜 할 테니!

마녀들의 화형대

중세와 17세기에 자궁내막증을 앓는 여성들은 종종 마녀로 간주되었다. 사람들은 그녀들이 악마의 지배 아래 있다고 생각했다. 그래서 이런 여자 중 많은 수가 단지 아팠고, 고통을 겪었다는 이유로 화형대 위에서 불태워졌다.

히스테리는 일종의 정신적인 질병이다. (여자와 남자 모두에게 나타나는) 히스테리란 단어는 '자궁'을 뜻하는 희랍어에서 유래했다. 어떤 여성에게 히스테릭하다고 말하는 것은, 저 여자는 미쳤고, 자궁을 흐르는 호르몬에 의해서 지배당하는 여자라는 의미였다. 이는 여성 자체를 태생적인 환자로 취급하는 표현이기도 하다.

시간이 좀 더 지난 후에 마녀라고 생각하진 않았지만, 사람들은 여자들이 연기하고 있다거나, **히스테리**를 부린다고 생각했지. 사람들은 그녀들이 정말 아파서 고통스러워한다고는 생각지 않았어. 그래서 그녀들을 치료하지 않고 내버려 뒀던 거야! 자궁내막증은 유명 인사들이 이 병으로 고통을 겪고, 그 고통에 대해 대중 앞에서 공개적으로 말을 하기 전까지는 치료를 필요로 하는 병으로 간주되지도 않았지. 영화 〈인생보다 더 아름다운〉에 나온 배우 래티티아 밀로 Laëtitia Milot, 가수 이마니 Imany, TV시리즈 〈걸즈〉의 작가이자 배우인 미국의 레나 던햄 Lena Dunham 역시 자신의 자궁내막증에 대해 많이 말했던 유명 인사들이지.

자궁내막증에 걸린 사람들끼리 모여 협회를 만들어서 활동하기도 해. 유용한 정보를 서로 주고받고, 고통을 겪고 있는 사람들을 도와주는 한편 치료를 위한 연구를 지원하는 역할도 하지!

질 내 세균, 너의 비밀 무기

잘 몰랐을 테지만, 여성의 질 안에는 우리의 몸을 지켜 주는 비밀 무기인 좋은 세균들이 자리 잡고 있단다. 이 작은 군대의 이름은 '질 내 세균vaginal flora'이고, 그 군대의 대장에 해당하는 균은 되데를라인 간균bacille de Döderlein이란다. 발음은 어렵지만 그냥 균의 이름이라고 생각하면 돼. 되데를라인은 우리 몸으로 들어오려고 하는 나쁜 세균들을 가만 놔두지 않지. 밖에서 공격이 시작되면, 질 내의 다른 세균들과 한 팀을 이뤄 보호막을 단단히 치고, 한 판의 쿵푸를 벌이듯 침입자들을 무찌르지.

세균은 남성형 명사인데, 되데를라인이라 불리던 한 남자가 이 세균에게 자신의 이름을 붙였지. 사람들은 이런 식으로 우리의 은밀한 신체 기관에 자신들의 이름을 남기곤 한다. 예를 들어 팔로페Gabriel Fallope 씨는 자궁과 난소를 연결하는 나팔관을 발견하고서, 그 기관에 자신의 이름을 붙여 버렸어(그래서 나팔관은 지금도 때때로 팔로페의 나팔관이라고도 부른단다).

그러나 우리의 질 내 세균은 바로 우리의 것이므로, 우리 맘에 드는 이름을 지어줄 수도 있지. 예를 들자면 슈퍼 식물, 뭐 이런 식으로. 질이란 건 우리 각자의 사유지가 아니겠어!

질 내 분비물 덕에 질은 우리를 지켜 주는 작은 군대가 살기에 이상적인 촉촉한 곳이 될 수 있지. 이 작은 군대는 이 은밀한 사우나에서 사는 걸 너무 좋아해. 사람들은 질 내 분비물들을 '냉'이라고도 불러. 간혹 '사랑의 묘약'이라고도 부르지. 이런 분비물이 있다는 건, 건강하다는 것이고, 팬티에서 이런 분비물을 보더라도 걱정할 필요는 없단다. 별 문제 없다는 의미니까!

팬티라이너, 어디다 쓰는 거야?

일반적으로 팬티라이너는 불필요하다. 팬티가 자기의 삶을 겪게 내버려 두고, 하루 일과를 마친 후, 더러워지면 빨래통에 넣으면 그만. 팬티를 깨끗하게 보호하기 위해 팬티라이너를 쓸 필요는 없다. 우리의 질 또한 이런 향기 나는 화학 물질과 온종일 접촉해서 이로울 건 없다. 팬티라이너 사용으로 인한 불필요한 쓰레기를 양산하는 문제까지 고려한다면 더 말할 필요가 없다.

질 내 세균은 우리를 지켜 주는 내밀한 힘이지만, 동시에 연약한 존재이기도 해. 비누나 데오도란트(몸 냄새 탈취제), 물티슈, 지나치게 향이 강한 생리대, 흡수력이 강해 지나치게 점막을 건조하게 만드는 생리대 등은 질 내 세균이 가지고 있는 방어 체계를 공격하거나 파괴할 수도 있거든. 이 비밀 구역은 그냥 물만으로

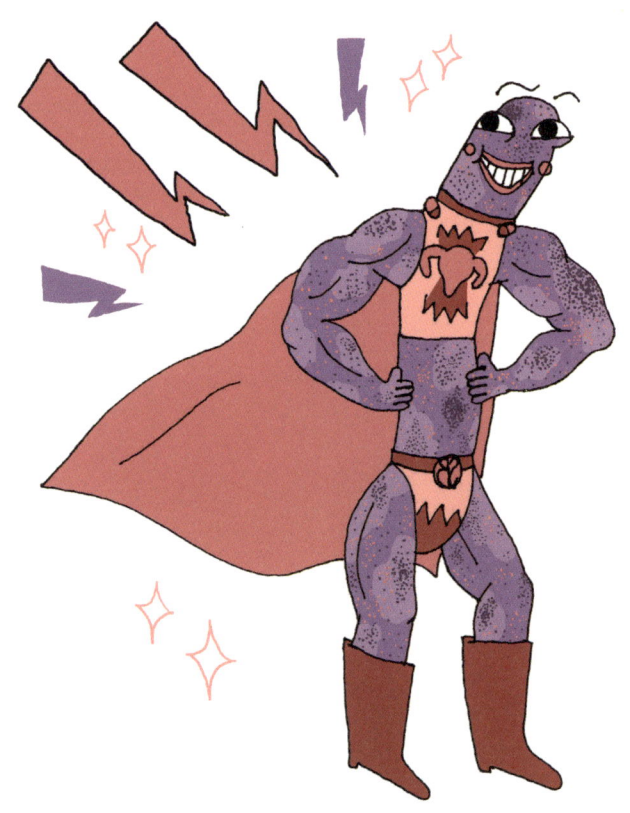

혹은 자연 성분의 비누로만 씻어 주는 게 좋아. 향수는 필요 없음!

면은 화학 재료보다 몸이 훨씬 더 잘 받아들이지. 그러니 팬티 고를 때 이 점을 잘 생각해! 그리고 음모를 뽑거나 자르는 것은 감염 위험을 높이거나 염증이 쉽게 생기게 할 수가 있어.

때때로 질 내 세균은 건강한 상태가 아니기도 해. 그럴 때면 뜨겁기도 하고, 따가울 수도 있으며, 안 좋은 냄새가 나거나 평소와는 다른 모습을 띠기도 하지. 좀 더 두텁게 나온다거나, 희다거나 혹은 초록색이라거나. 마치 우리가 간혹 감기에 걸릴 때처럼 말이야. 이건 감염이 되었거나 알레르기나 사상균증, 염증이 있다는 것을 의미하지. 이미 성관계를 시작한 나이라면, 성관계를 통해서 옮겨진 성병일 수도 있어. 어떤 경우든 이럴 땐 의사를 만나 치료를 받아야 해.

자궁경부 점액

매우 특별한 이 분비액은 자궁 경부(자궁의 입구)에서 생리 주기 기간 동안 내내 만들어지며, 필요한 순간에 잘 적응한다.

생리 주기 초기, 즉 생리가 끝난 직후에 이 점액은 양이 좀 많고 농도도 짙다. 이 때 이 점액의 역할은 마치 병마개처럼, 자궁의 입구를 막는 방식을 통해서 자궁 경부와 자궁 내부를 보호한다.

배란기에 다가가면, 점액을 형성하는 입자가 점점 넓어져서, 정자가 자궁과 나팔관을 통해 난자로 다가가는 길을 쉽게 만들어 준다. 배란일이 되면 이 점액은 매우 탄력적이 되며, 투명해지고 액체에 가까워진다. 이 점액은 정액이 자궁으로 올라갈 수 있게 도와주고, 생식 세포로부터 정액을 보호하고 정액에게 영양을 제공하기도 한다. 마치 길을 가는 힘을 재충전하려고 강장음료(에너지 충전 음료)를 마시는 것과 비슷하다. 정액은 한잔의 점액을 마시고 다시 달린다!

배란 이후, 점액은 다시 자궁 입구를 닫고 세균의 침입과 정자의 침입을 막기 위해 두터워진다. 생리 며칠 전에 이 점액이 나올 수가 있다. 이건 머지않아 생리가 시작될 거라는 신호로 이해하면 된다.

숨바꼭질하는 탐폰 이야기

> ★ 대한민국에선, 매달 1,280만 명의 여성이 피를 흘리고 있으며, 약 320만 명의 여성이 이 순간 생리를 하고 있을 것이다.

프랑스에선 1,600만 명의 여성이 매달 피를 흘린다. 이 말은 네가 지금 책을 읽고 있는 이 순간, 최소 400만 명의 여성이 생리를 한다는 말이기도 하다. 지난주에도 다음 주에도 비슷한 수의 여성이 생리를 할 거야.★ 13살에서 50세 사이 여성 중 1/4 정도는 생리를 하는 셈이지.

하지만 앞서 말한 금기들로 생리는 보이지 않는 현상이 되지. 마치 벽 안에 비밀 장소가 있어서 그 안에다가 탐폰이나 생리대 같은 것을 두는 게 아닐까 하고 믿을 정도로. 생리대는 절대 사람들 눈에 띄질 않아.

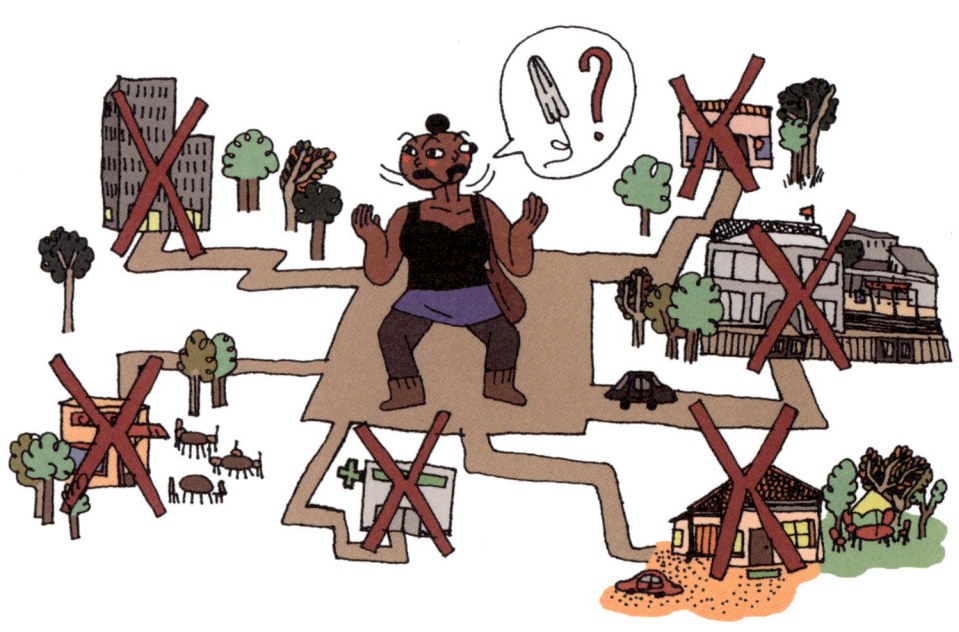

콘돔 자판기가 여기저기 있는 건 모두 다 잘 알고 있겠지? 고속도로 휴게소 화장실에도 있고, 길에도, 약국 앞에도, 나이트클럽 내부에서도 이런 자판기를 볼 수가 있지. 갑자기 사랑을 나누고 싶을 때, 이런 자판기는 무척 편리해. 그런데 갑자기 생리가 시작되었는데 가게들이 다 문을 닫아 버리면 생리대를 사는 건 거의 불가능하지.

생리대를 안 보이게 만드는 건, 여성들을 안 보이게 만드는 것이지!

중학교, 고등학교, 대학교 안에 생리대 자판기 있어? 없어! 양호실에 찾아가야만 하지. 레스토랑이나 카페, 박물관, 나이트클럽, 이런 데에도 있어? 마찬가지로 없어. 때때로 기차역 화장실이나 공항 화장실에선 살 수가 있지만 늘 그런 건 아니지. 그리고 있어도 무료가 아니지. 콘돔이 여기저기서 쉽게 무료로 배포되는 거랑은 반대야.★★

왜 생리대는 공공장소에서 이토록 보기 힘든 걸까? 혹시 탐폰이나 생리대 안에 불법 물질이라도 들어있는 걸까? 혹시 이걸 사용하면 무슨 환각 작용이라도 일으키게 되는 걸까? 혹시 위험하거나 폭발의 위험성이라도? 이 같은 질문에 대한 답은 물론 "아니다"야. 탐폰을 사용하는 것은 불법이 아니며, 생리대를 사용하면 소원을 들어주는 요정이 나타나는 것도 아니고, 탐폰 끝에 실이 달려 있긴 하지만, 그게 폭죽의 심지도 물론 아니지. 매달 생리를 하는 여성들이 간첩인 것도 아니고, 그들이 사용

> ★★ 한국 상황은 프랑스 상황과 또 다르다. 콘돔 자판기가 많지 않고, 무료로 나눠주는 곳을 찾기는 거의 불가능하다. 콘돔은 성인용품이 아니라는 사실을 아는 사람은 많지 않다. 인터넷에서는 일반과 성인용 구분 없이 콘돔을 사기 위해서는 무조건 성인 인증을 해야 하는 경우가 대부분이다. 하지만 원칙적으로는 담배나 술과 달리 콘돔을 사기 위해 약국이나 마트 등에서 신분증을 제시할 필요는 없다. 단, '기능성 콘돔'의 경우 여전히 청소년은 살 수 없도록 제한되어 있다. 일반 콘돔이나 생리대는 편의점에서 손쉽게 살 수 있다. 간혹 콘돔이 성인용품인 줄 알고 청소년에게 판매하지 않는 편의점이 있어 문제가 되긴 하지만.

하는 비밀스런 무기가 피를 흘리게 하는 것도 아니지. 오히려 그 반대야. 피를 흡수하잖아!

피를 흘리는 비용

1년에 260억 유로: 이 금액은 전 세계 생리대 판매액이다. 그러나 약 5억 명의 여성은 가격 부담 때문에 생리대를 쓸 수 없다.* 생리는 또한 부자와 빈자 사이의 불평등을 비추는 거울이기도 하다. '기초 생리'라는 이름의 단체는 거리에 사는 여성들에게 제공하기 위해 생리대를 기부 받고 있다 (regleselementaire.com). 또 다른 단체는 중학교, 고등학교, 대학교에서 생리대가 무료로 배급될 수 있도록 하기 위해 싸우고 있다.

> ★ 한국에서 지난 7년간 다른 소비자 물가에 비해 생리대의 가격 상승은 2배나 높았고, 그 결과 다른 나라에 비해 우리나라의 생리대 가격은 더 높은 것으로 나타났다. 일본, 미국에서 생리대 1개 평균가격이 181원인데 반해, 프랑스는 218원, 한국은 331원에 이른다(국회의원 서영교 제출 자료, 2017). 가격 부담 때문에 저소득층 소녀들이 운동화 깔창을 생리대 대용으로 쓴다는 이야기가 알려지며, 정부는 저소득층 소녀들에게 석 달 치(소형·중형·대형 각 36개씩 총 108개) 생리대를 한 묶음으로 지급하는 지원사업을 실시하기도 했고, 여성운동 단체는 생리대 가격 인하 시위를 조직하기도 했다.

생리대는 사람들이 일상에서 쓰는 필수품들 가운데 가장 덜 눈에 띄는 물건이며 사람들이 가장 덜 말하는 물건일 거야. 생리대를 둘러싼 모든 비밀스러운 태도로 인해 생리대에 관한 정보가 충분하지 못하고, 어떻게 우리에게 잘 맞는 생리대를 골라야 할지를 사람들은 쉽게 알 수 없지. 하지만 우리의 건강을 생각한다면, 우리의 **점막**에 닿게 하거나, 질 속에 집어넣기도 하는 물건인 생리대가 어떤 물질로 만들어져 있는지 아는 것은 중요한 문제야.

> 점막은 입술, 목구멍, 질, 자궁 등 신체 기관의 내부 표면을 둘러싼 피막을 일컫는 말이다.

**여자들은 한 달에 3일에서 7일간
약 40년간 생리를 하게 된다.
일생으로 치면 거의 7년을 생리를 하며 지내는 셈!**

생리대와 탐폰은 대체로 플라스틱 재질로 만들어졌어. 그렇기 때문에 거기에서 종종 인체에 피해를 주는 성분이 검출되었다는 이야기를 듣곤 하는 것이지. 놀라운 일이지만 이건 실화야! 위생 당국에서 일하는 사람들-의사, 우리의 건강에 영향을 끼칠 수 있는 상품들을 통제하는 과학자-에 따르면, 유해 물질의 양이 극히 미미하기 때문에 인체에 위험이 없다고 하지.

그러나 우리가 탐폰이나 생리대를 구성하는 물질들의 성분을 제대로 알 수 없다는 것은 쇼킹한 일이지 않겠니. 생리대 생산자들은 포장에 생리대 성분을 의무적으로 기재하지 않고 있어. 우리는 화학 물질이 남아 있는 생리대를 장기간 사용할 경우 우리 몸이 어떻게 반응하게 되는지에 대한 정확한 정보를 갖고 있지 않은 거지.

영국인들이 몰려온다!
(너의 보호 장비를 선택해)

옛날 프랑스 여성은 생리를 할 때면 낡은 헝겊을 허리띠와 핀으로 고정시켜서 생리대로 사용하곤 했지. 매번 그걸 빨아서 다음 달에 다시 사용하곤 했어. 백작부인이나 여왕, 공주들은 그들의 이름 앞 글자가 수놓아진 헝겊 생리대를 가지고 있기도 했단다. 시크하지! 시골 아낙들은 그들의 피가 그냥 다리 사이로 흐르도록 두고, 종종 속치마로 닦아내기도 했어. 시골 아낙들은 생리를 그리 자주 안 했어. 자주 임신한 상태에 있었으니까. 그리고 고대 이집트 여성들은 피를 흡수할 수 있도록, 질 속에 모직으로 두른 작은 막대를 넣기도 했다고 해. 이렇게 해서 탐폰이 발명된 거겠지.

오늘날엔 여러 가지 종류의 생리대가 있는데 어떤 사람들을 이것을 종종 '위생대'라고 부르기도 하지. 그런데 사실 '위생대'는 적절한 표현이라고 볼 수 없어. 그 이유를 말해 줄게.

- 생리를 할 때, 우리가 더러워지는 것은 아니며
- 생리대를 오래 하고 있을 경우, 특별히 위생에 도움이 되지도 않고
- 생리대는 환경을 엄청나게 오염시키는 쓰레기이기 때문이지.(전 세계적으로 매년 300억 개의 사용 후 생리대와 탐폰이 버려지고 있다!)

친애하는 나의 생리대들

생리를 하는 사람은 일생 동안 약 1만 개에서 1만2,000개의 생리대 혹은 탐폰을 사용한다. 비용으로 치자면 한 달에 5~10유로(6,500~1만3,000원)이고, 일생에 들어가는 생리대 비용은 2,500~5,000유로(325~650만 원)이다.

물론 생리대나 탐폰 외에 다른 종류의 생리혈 처리 방법도 있지. 각자 자신에게 맞는 최선의 방법을 선택하면 돼. 물론 생리하는 날의 일정이나 그날 예정된 활동 형태 등에 따라 달라질 수 있고, 각 개인의 감수성이나 의견에 따라서도 선택은 달라질 수 있어.

- **1회용 생리대** : 일반적으로 생리가 처음 시작되면 사람들이 권하는 첫 번째 방법이야. 두께는 다소 차이가 있으며 가운데에 팬티에 부착시키기 위한 접착제가 붙어 있고, 날개가 있는 것과 없는 것이 있어. 4~6시간마다 이것을 갈아주어야 해. 생리대는 합성 인공 재료로 만들어졌으며, 향기가 나거나 표면을 부드럽게 해주는 유연제가 포함되어 있는 것도 있지. 화학 약품 없이 유기농 면으로 만들어진 생리대도 있어. 이런 생리대는 접촉 피부에 염증이나 알레르기 등의 위험을 줄일 수 있단다.

- **천생리대** : 천생리대는 매우 부드럽고 그림이나 레이스 장식으로 예쁜 모양을 한 것들도 있어. 매일 밤 찬물에 담가 헹군 후 세탁기로 빨아서 사용하지. 천생리대는 화학 약품이 포함되어 있지 않아. 천생리대의 큰 장점은 사용 후 버리지 않기 때문에 환경에 해를 끼치지 않고, 1회용보다 훨씬 비용이 싸단다. 매우 편안하고 개인별로 주문 제작하는 것도 가능해! 천생리대는 주로 인터넷이나 유기농 가게에서 살 수 있지. 직접 만들기도 한단다.

- **탐폰** : 탐폰에는 여러 가지 크기(미니, 중간, 맥시, 나이트오버)가 있으며, 향이 있는 것도 있고, 없는 것도 있어. 쉽게 꺼낼 수 있도록 대부분 작은 실이 끝에 매달려 있어. 체육 활동을 할 때, 춤을 추거나 수영 등을 할 때 매우 편리하지.

몇몇 회사가 만든 탐폰에는 질 안에 편리하게 넣을 수 있도록 플라스틱이나 마분지로 된 도구가 같이 들어있기도 해. 그런 도구가 없는 경우에는 탐폰을 질 안에 잘 넣기 위해 손으로 질을 만져야 하지. 각자 자신에게 적합한 것을 선택하면 되지. 가능하다면 가장 적은 용량을 흡수하는 탐폰을 고르는 것이 바람직해(포장지에 물방울 그림이 적게 그려 있는 것이 바로 그런 것). 너무 많은 용량을 흡수할 수 있는 탐폰을 고르면 오래 질 속에 지니고 있어야 하는데, 그렇게 되면 질 내 염증이나 감염을 유발할 수가 있지.

의사들은 탐폰 하나 당 4~6시간 이상 몸 안에 지니면 안 된다고 충고하고 있어. 탐폰을 하고서 잠이 드는 것을 반드시 피해야 하는 이유지.

처녀막이 있는 경우?

어떤 여성들은 질 입구에 작은 막을 가지고 있는데 사람들은 이것을 처녀막이라고 부른다. 모든 여성이 이것을 가지고 있는 것은 아니며 사람에 따라 유연성의 여부에도 다소 차이가 있다. 생리혈은 그 막을 통과할 수 있으며, 막에는 작은 구멍이 있어 탐폰도 아프지 않게 통과할 수 있다.

- **생리컵** : 생리컵은 아기들 젖병의 젖꼭지를 닮은, 말랑말랑한 작은 용기야. 아기들 젖병의 젖꼭지와 달리 구멍은 없다는 게 다른 점이지. 실리콘이나 라텍스, 고무 등의 재질로 만들어져 있고, 크기도 여러 가지가 있지. 그 컵을 질 내부에 붙여 생리혈을 담아내는 방식이야. 생리컵을 만든 회사들은 12시간까지 넣을 수 있다고 말하지만, 의사들은 4~6시간 이상 계속 두어서는 안 된다고 해. 염증을 유발할 수 있기 때문이야. 따라서 생리컵도 밤에 잘 때 부착한 채로 자서는 안 되지. 운동할 때나, 수영할 때 매우 편리해. 가장 큰 장점은 재활용이 가능하다는 점이야. 컵에 모인 피를 비우고, 헹구어 낸 다음 다시 부착할

수 있으니까. 매달 월경이 끝나면, 멸균을 하기 위해 끓는 물속에서 소독해야 해(어떤 상품들은 오븐이나 전자렌지 등에 넣어서 소독할 수도 있어). 같은 생리컵을 5~10년 정도 이용할 수 있기 때문에 비용이 아주 저렴하지. 또 다른 장점은 질 내부를 건조하게 만들지 않는다는 점인데, 탐폰을 사용할 때 겪을 수 있는 질염 같은 질병의 위험에 훨씬 덜 노출되기 때문이지.

| 너의 컵을 깨끗이 해!

생리컵을 안전하게 비우고 다시 부착할 수 있는 세면대 시설이 갖춰진 전 세계의 모든 공중 화장실이 어디 있는지 가르쳐 주는 앱이 있다. http://cleanyourcup.com/

- **해면 :** 해면은 바다 동물로 강력한 흡수 능력 때문에 오래전부터 생리대 대용으로 이용됐어. 해면의 자연적인 형태와 크기는 불규칙하단다. 생리용 해면을 이용하기 전에, 살짝 습기를 머금게 하고, 그것을 질 속에 부착하여 생리혈을 흡수하게 하지. 해면은 사용 후 중성 세제로 헹궈내고 빨아서 여러 차례 반복해서 재활용할 수 있어. 화학합성제로 만든 부드러운 1회용 인공 해면도 있지. 이 1회용 인공 해면은 항균액에 담겨진 채로 판매도 돼. 이 생리용 해면의 장점은 매우 말랑말랑해서, 성관계 중에도 상대방이나 침대 위에 피를 묻히지 않고 사용할 수 있다는 점이다. 의사들은 탐폰이나 생리컵과 마찬가지로 4~6시간 이상 계속 착용하지 않을 것을 권고하지. 한 가지 주의해야 할 점은 처음 사용하는 경우 빼내기가 좀 어려울 수 있다는 점이야. 그래서 빼내기 쉽도록 작은 실이 달려 있는 것도 있어.

독성 쇼크 증후군

이 병은 극히 드물지만 한 번 오면 매우 심각한 질환이다. 탐폰, 생리컵, 해면처럼 몸 안에 부착하는 생리대를 6시간 이상 오래 부착할 때 생길 수 있다. 일정한 조건 아래서 몇몇 사람들에게서 발병하며, 피가 질 안에 오래 갇혀 있을 때, 황색포도상구균이라는 세균에 감염돼 발생한 독성이 신체 일부 절단이나 죽음으로까지 몰고 갈 수도 있다. 생리 중에 탐폰이나 생리컵, 해면을 사용했는데 열과 구토, 통증, 피부의 가려움, 설사 등의 증세가 나타났다면 바로 몸 안에 있는 생리 도구를 빼내고 응급실로 가야 한다. 이 병은 매우 드물기 때문에 의사들도 잘 알지 못하는 경우도 있다. 빨리 치료를 받을수록 완치될 가능성이 높다.

- **생리판** : 이것은 작고 부드러운 판으로 생리혈이 흘러나오는 것을 일시적으로 막아 줘. 이 판은 질 안에 삽입시키는 것이 아니라 더 깊숙이 자궁의 경부에 위치하기 때문이지. 의사들에 따르면 생리컵이나 탐폰과 마찬가지로 이것도 4~6시간 이상 몸 안에 놔두어서는 안 된다고 해. 제조 회사는 훨씬 더 오래 몸에 두어도 상관없다고 말하지만. 이 판은 생리 중에도 피가 흘러내리는 불편 없이 성관계를 갖게 해준다는 장점이 있어. 반면 이것을 몸에 부착할 때 정말로 몸에 불편함이 없어야 해. 재활용이 불가능하고 다른 방법보다 훨씬 더 비싸지.

- **생리 팬티** : 생리 팬티라고 하니까 좀 웃기게 생각할 수도 있겠지만, 이건 정말 천재적인 발명품이야. 겉보기에는 일반 팬티와 똑같이 생겼어(심지어는 예쁘기까지 해). 그러나 실제로는 4개의 기능성 천으로 다리 사이 부분이 되어 있어서 생리 양이 많을 때에도 모두 흡수할 수 있지. 아주 편리한 생리보호대야. 예를 들어 언제쯤 정확히 생리가 시작되는지 알 수 없을 때 이것을 입고 있으면, 얼룩이 지는 위험을 차단할 수 있어. 한 겹의 방수천이 그것을 방지하기 때문이지. 생리 양이 정말로 많은 날엔 생리대나 탐폰, 생리컵을 추가적으로 사용하면 돼. 이 팬티는 차가운 물에서 한 번 헹군 후, 다른 모든 팬티처럼 빨면 그만이야. 그리곤 원하는 만큼 다시 사용할 수 있지. 인터넷을 통해 구입할 수 있는 이 생리 팬티는 여러 가지 장점이 있어. 편안함, (화학 물질과 피부가 접촉하

지 않으므로)안전함, 재활용 가능이 그것이지. 처음 살 땐 다소 비싸지만, 매달 1회용 생리대를 구입할 필요가 없어지므로, 결국은 비용 절감 효과도 있지. 이 새로운 방법은 특히 미국에서 폭발적인 반응을 보이고 있단다. 이 생리 팬티를 소개하기 위한 패션쇼까지 있을 정도!

자유 의지 출혈

어떤 사람들은 우리가 소변이나 대변을 일정 시간 참고 있다가, 화장실에 가서 그게 나올 수 있게 하는 것처럼, 생리혈이 나오는 것 또한 우리의 의지대로 조절할 수 있다고 한다. 이것을 '자유 의지 출혈'이라고 부른다. 그 방법에 대해서 인터넷이나 미디어를 통해서 들어본 적이 있을지도 모르겠다. 이 방법을 터득한 사람들은 매우 편리하다고들 이야기하지만 거기에 이르기 위해선 많은 훈련이 필요하다. 그러니 할 수 없다 해서 걱정할 필요는 없다. 어차피 그냥 피가 쪼끔 나오는 것일 뿐이니!

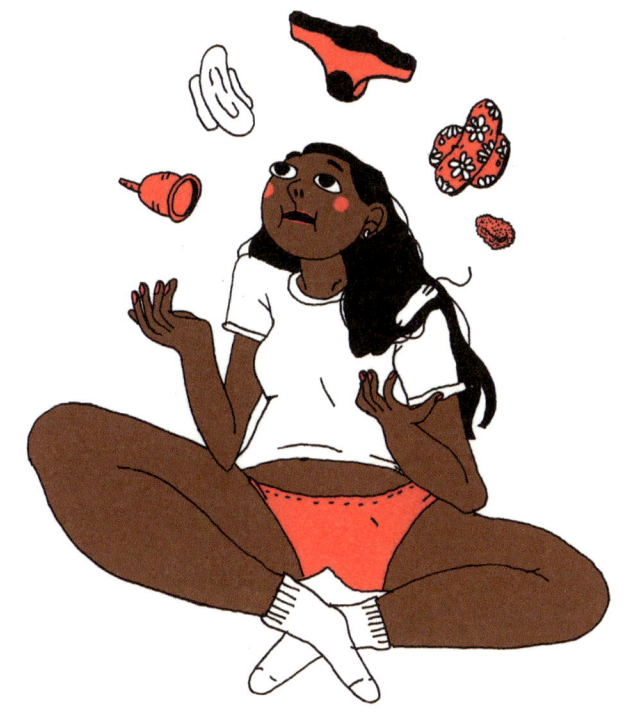

사랑의 규칙은 무엇일까?

삽입을 하지 않고도 사람들은 성관계를 가질 수가 있다. 애무나 키스로도 우린 감미로운 기쁨에 이를 수 있기 때문이다. 성관계를 가진다는 것은 질 속에 남자의 성기를 삽입하는 것만으로 요약되지 않으며, 우리가 선택한 사랑의 방식에 따라 무한히 확대될 수 있다.

혹시 몸으로 사랑을 하고 싶은 욕망이 들끓는 나이? 만일 그렇다면, 다행이야! 그건 즐거움을 느끼고, 다른 사람을 가까이 느끼기 위해 매우 좋은 수단이지. 애무하고, 입 맞추고 **성관계**를 갖는 것을 통해 우린 매우 기분 좋은 순간을 나눌 수가 있지. 물론 그 상대가 우리 맘에 드는 사람이고, 우리가 선택한 사람이며, 함께 그런 순간을 나누는 것에 동의한 사람인 경우에 한해서.

 **사랑**과 **감각**의 영역에서, 우리가 상대를 향해 갖춰야 할 유일한 것은 오직 **존중**뿐.

사람은 자기 자신과 성관계를 가질 수 있어. 이때 우린 그 상대방이 나와 동의하고 있다고 할 수 있겠지. 그 파트너는 바로 나 자신이니까. 이런 걸 자위라고 부르지.

반면, 지상의 그 어떤 인간도 단지 성적 대상은 아니라는 사실을 알았으면 해. 그 사람이 여성이든 남성이든. 성관계의 두 파트너는 진정으로 서로 동의하는 상황이어야 하며, 어떤 순간에도 생각이 바뀔 수 있다는 사실을 존중해야 해. 너와 사랑을 나눈 상대가 다시 한 번 관계를 갖고 싶어 할 수도 있고, 너는 아닐 수도 있어. 성관계로 마무리 되는 만남을 가질 수도 있겠지(성관계로 이어지는 몇 가지 전 단계 징후는 키스하고, 서로의 매력을 발산하여 유혹하고, 은밀한 이야기를 나누고……). 이런 과정을 거치긴 했지만 결론은 "아니, 하고 싶지 않아"일 수도 있는 거야. 상대방이 너에게 영화관에서 팝콘을 사줬고, 아이스크림을 사주었기 때문에, 혹은 그가 너에게 선물을 하거나, 듣기 좋은 말을 속삭여 주었다는 이유로 그와 성관계를 가져야 하는 것은 아니야.

사랑에는 규칙이 없다고 사람들이 말하곤 하지. 그러나 자신의 몸과 다른 누군가의 몸에 대해 편안하게 받아들이는 것을 배우는 건 쉽지 않은 일이야. 내밀한 사생활에 관계된 모든 것이 그렇듯, 우리는 수많은 질문을 가질 수가 있어. 아플까 봐 겁이 날 수도 있고, 상대를 아프게 할까 봐 그럴 수도 있지. 불편해질 수도 있고 부끄러울 수도 있어. 그리고 아무도 답해 주지 않는 이상한 질문들이 머리에 떠오르기도 하지. 어떻게 애무를 하지? 어디를 어떻게 만지고, 또 혀로 핥는 건 어떻게 하지? 내가 원하는 걸 어떻게 말하지? 맘에 안 드는 건 어떻게 말하지? 어떻게 움직이지? 우린 서로 잘 맞는 걸까?

생리를 시작하고 나면 우린 성관계를 통해 임신을 할 수가 있어. 초경은 매우 불규칙하고, 배란도 아무 때나 이뤄질 수 있지. 원하지 않는 임신을 피하려면 성관계를 맺기 이전에 피임을 하는 것이 좋아. 콘돔(여성용 혹은 남성용), 피임약, 피임용 링, 피임용 패치, 혹은 피임용 임플란트 등 다양한 방법이 있어.

서로에 대한 검진을 받지 않고 누군가와 성관계를 갖게 될 경우 성병이나 에이즈로부터 우리를 보호하기 위해 항상 콘돔을 사용해야 해. 에이즈는 바이러스나 세균 혹은 기생충에 의해 발생되는 감염이며, 감염이 된 이후에도 바로 그 증상이 나타나지 않을 수 있어.

생리 중에도 성관계를 가질 수 있는지 알고 싶어? 답은 그렇다야. 너와 너의 파트너가 생리 중임에도 성관계를 가지고 싶다면 그럴 수는 있지. 관계 중에 피가 이불이나 몸 위에 흐르는 걸 원치 않는다면, 해면이나 생리판을 이용할 수 있어.

성관계에 대한 욕망이 생길 때면, 여성의 몸에서 액체가 분비된다. 이걸 애액('사랑의 액체'라는 뜻)이라고 부른다. 애액은 성관계가 좀 더 쾌적해지도록 질을 촉촉하게 만든다.

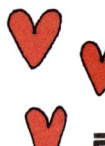
사랑에서 유일하게 유효한 원칙은
너 자신이 선택한 것이어야 한다는 것.
타인이 너에게 강제한 것이 아니라는 것이다.

★ 우리나라에는 전국에 53개 청소년 성문화센터가 있다. 인터넷 사이트를 통해 가장 가까운 센터가 어디인지 찾을 수 있다. (http://www.wesay.or.kr/centre_list)

성생활에 대한 정보를 얻고 너에게 적합한 피임 방법을 선택하기 위해 가족계획센터에 가보는 걸 권할게. 거기선 찾아오는 사람의 신원을 요구하지 않고, 무료로 필요한 상담을 해주지. 18세 미만인 경우에도 마찬가지야. 거기서 일반 의사나 산부인과 의사 혹은 산파를 통해 진료를 받을 수도 있지.★

가족계획센터

프랑스 전역에는 가족계획센터라는 것이 있어. 인터넷 사이트(planningfamilial.org)를 통해 집에서 가장 가까운 곳이 어디에 있는지 찾을 수 있지. 성생활과 피임, 낙태 등에 관한 모든 정보 수집과 상담이 가능하고 전화로도 가능하지.

산부인과, 게임의 법칙

프랑스에서는 소녀가 처음으로 생리를 시작하면 사람들은 그 소녀에게 의사나 산부인과 의사, 혹은 여성 성전문가에게 가 보라고 조언하곤 하지. 원한다면 산파**를 보러 갈 수도 있을 거야. 이 모든 의료인들은 임신과 출산뿐 아니라, 피임과 여성 건강을 두루 돌보는 사람들이지.

어떤 산부인과 의사들은, 다른 의사들이 종종 그런 것처럼, 너를 쳐다보지도 않고 말하거나 도저히 알아볼 수 없는 처방전을 쓰면서 뭔가 화난 듯한 태도를 취하기도 할 거야. 그리고 너의 살아가는 방식, 식습관, 옷차림, 태도 등에 대해서 의사가 의견을 제시하려고도 하겠지. 뭐 고맙긴 하지만 그런 이야기를 네가 굳이 경청할 필요는 없어. 의사 진료 시간에서 얻어야 할 것은 네가 느끼는 몸 상태를 설명하고, 네가 필요로 하는 치료를 받는 것뿐이야.

> ** 우리말로 산파로 번역되는 sage femme은 프랑스에서 단순히 산모의 출산을 돕는 역할을 하는 사람은 아니다. 그 본래 의미는 여성에 대한 지식과 경험을 가진 사람이란 뜻으로 보통 임신과 출산, 산후 조리 과정까지 산모를 돌보는 역할을 담당하는 사람을 말한다.

"생리 주기가 규칙적인가요?"

의사들은 거의 자동적으로 이 질문을 한다! 그러나 생리는 자주 불규칙하게 진행된다. 특히 초기에는 더 그렇다. 3주 만에 돌아오기도 하고, 3개월 만에 하기도 한다. 그러니 초경의 불규칙함을 크게 걱정할 필요는 없다.

첫 진료 시간에 특별히 몸에 문제가 있는 게 아니라면 산부인과 의사가 질 안을 들여다보거나, 질 내부를 보기 위해 검사경을 그 안에 넣어야 할 이유는 전혀 없어. 가슴을 만지거나 볼 이유도 없지. 네가 겁내고 있고, 불편해 한다면 더욱. 이러한 진료 행위는 네가 동의하고, 아프거나 몸에 대한 이상을 염려하여 진료를 원할 경우에만 진행될 수 있는 거야.

아니다. 생리를 할 때 아픈 것은 '정상'이 아니다. 이런 일이 닥치거든, 의사를 찾아가 말하고, 네 상태가 좋아질 수 있게 하는 의사의 조언을 따르기 바란다.

히포크라테스 선서

히포크라테스는 기원전 4세기 무렵 의사들이 존중해야 할 원칙들을 정의한 바 있다. 오늘도 의과 대학에서 여전히 이 원칙들을 가르치고 있다. 직업적 비밀을 지킬 것, 환자의 국적과 종교·사회적 지위와 무관하게 환자를 존중할 것, 독을 처방하지 말 것 등이다.

★ 우리나라에서 낙태는 불법이다. 낙태를 한 여자는 1년 이하의 징역 또는 200만 원 이하의 벌금에 처해질 수 있다. 강간에 의한 임신이거나, 의학적 이유로 산모의 건강을 심각히 해칠 우려가 있는 경우에만 예외적으로 허용된다.

피임약을 복용하길 원한다면 해. 어느 누구도 네게 이것을 금지시킬 권리는 없어. 원하지 않는 임신을 하게 되었다면, 임신을 중단시킬 권리가 너에게 있고,★ 의사들은 의학적 비밀 유지 임무를 지켜야만 하지. 설령 너의 부모라 해도 네 허락 없이 치료 과정에서 의사에게 네가 이야기한 사실을 타인에게 이야기할 수 없어.

프랑스에선, 미성년자도 부모에게 굳이 알리지 않고, 의사를 만나 무료로 진료를 받을 권리가 있다.

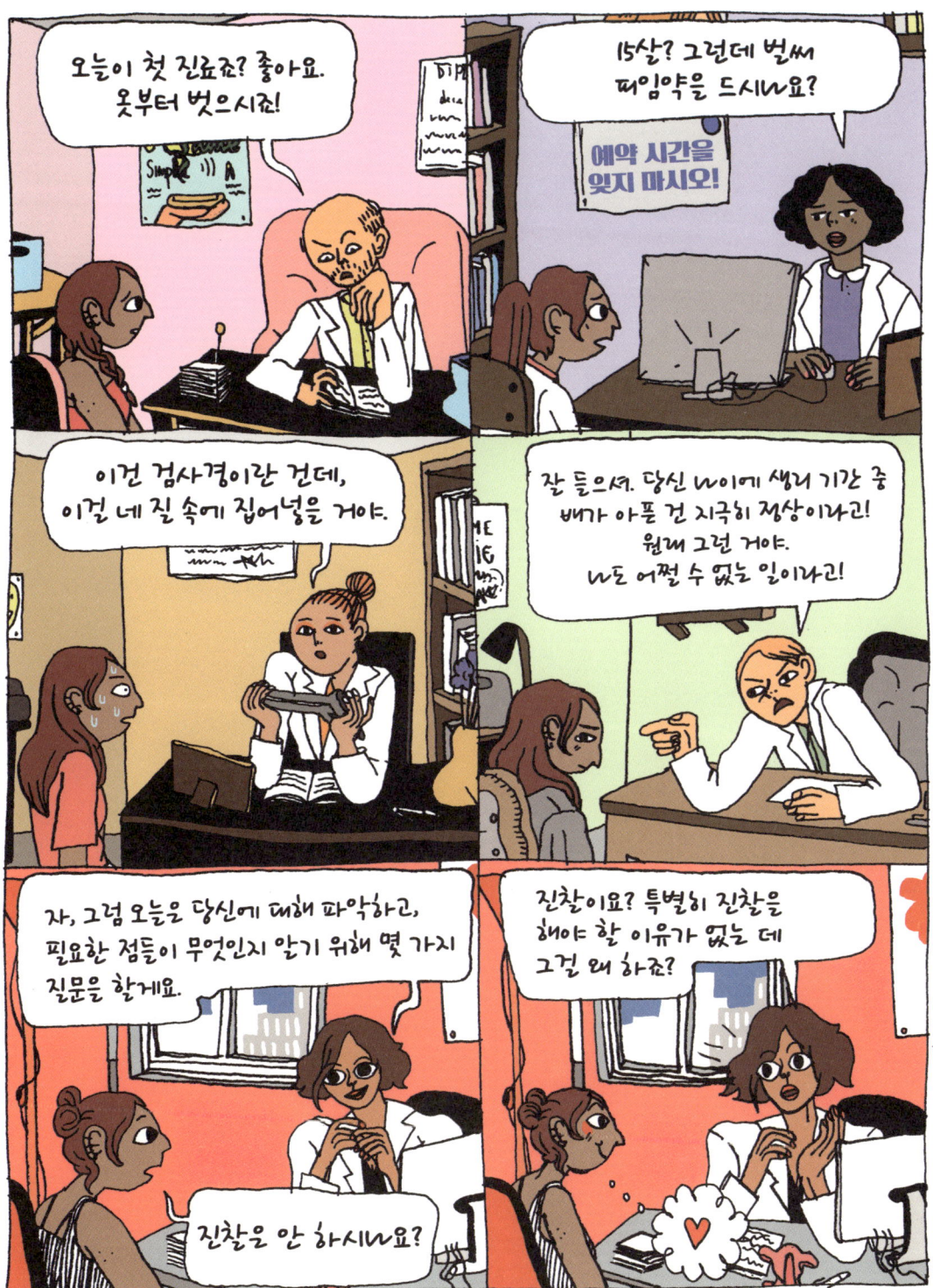

생리가 사라질 때

어떤 게임을 하고자 할 때는, 그 게임의 규칙을 알고 시작하는 게 좋겠지. 생리가 시작되는 날짜를 기록하고, 매주 어떻게 몸이 달라지는지 살피면서 너의 생리 주기를 체크할 수도 있어. 네 몸 안에서 일어나고 있는 일을 이해하도록 도와주는 앱도 있단다.

각각의 사람은 유일하고 고유한 존재다.
나의 몸과 느낌은 오직 **나만의 것**이다.

생리가 있고 없고의 문제로 돌아가자. 생리가 없어지는 현상을 무월경이라고 불러.

- **임신**은 갑자기 생리가 없을 때, 생각해 볼 수 있는 첫 번째 이유다(물론 그 전에 성관계를 가졌을 경우에!). 월경이 돌아오지 않으면, 평소와 조금 다른 느낌을 갖게 되지. 이럴 경우 바로 임신 여부를 테스트 해 봐야 해. 어떻게 할지 침착하게 결정하기 위해.
- **음식물을 충분히 섭취하지 않는 것** 역시 배란을 막는 요인이야. 다이어트를 한다거나, 거식증에 걸려 있다면, 생리가 멈출 수 있어.

굶주림과 생리의 멈춤
대규모의 기근을 겪던 시절, 예를 들어 루이 14세 때 프랑스, 혹은 20세기에 벌어진 두 차례의 세계대전 기간 중, 수백만 명의 여성이 배란을 멈추었고, 수개월 동안 생리를 하지 않았다. 이러한 현상은 몇 년간 지속되기도 했다. 이런 현상을 기근 혹은 결핍에 의한 무월경이라고 부른다.

- **삶의 급격한 변화**도 배란을 멈추게 하는 원인이 돼. 심리적 충격을 겪는다거나 여행을 떠난다거나, 지나치게 일이나 공부를 많이 하거나 시험 때문에 과도한 스트레스에 시달리는 경우, 사랑의 아픔을 겪거나, 소중한 누군가를 잃게 되는 경우, 몸은 생리를 멈추는 걸로 반응할 수 있어.
- **심한 운동**도 생리를 중단시킬 수 있지. 이럴 경우 육체 훈련의 리듬을 조금 늦추거나, 휴식을 취하면 생리는 바로 돌아오지. 일부 운동선수들은 생리가 중단되는 경우 최상의 컨디션을 유지할 수 없다고 하지. 전문 스포츠인은 이게 문제가 될 수 있어. 이럴 때는 훈련 중에 코치나 팀 의사에게 말해 몸 상태를 최상의 컨디션으로 조율할 수 있는 방향으로 훈련 양을 조절하도록 해야 하겠지. 또 몸에 가장 편한 생리대를 골라 쓰는 것도 중요해. 미끄러져 빠져나오거나 몸에 염증을 유발하지 않는 걸로 각별히 섬세하게 골라야 돼.
- **장기 복용 피임약, 피임용 임플란트, 피임용 패치 사용**도 생리를 멈추게 할 수 있어. 어떤 경우엔 아무 때나 조금씩 피가 흘러나오기도 하지. 이런 걸 스포팅이라고 부르는데, 정작 본격적인 생리는 사라진 상태야. 이럴 땐 피임약 복용을 멈춰야 해. 중요한 시험이나 운동 시합을 앞두고 있다거나, 혹은 여행 중 생리에 신경 쓰고 싶지 않으면 일시적으로 생리를 중단시키기 위해 이런 방법을 일부러 사용할 수도 있고, 이에 따르는 특별한 위험은 없어.

일시적으로 생리를 멈춰야 할 필요가 생긴 경우 의사나 산파 등과 상의하여 몸 상태와 감각, 삶의 패턴 등을 고려하여 최선의 방법을 찾아 선택하면 돼.

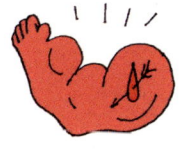

자신의 생리를 만들어 가는 사람은 나 자신!

- **임신이 가능한 가임기의 종료**와 생리의 완결은 51세를 전후로 해서 오지. 이것을 **완경**이라고 불러. 아직 너희에겐 먼 얘기겠지만, 네 엄마한테는 곧 닥칠 일

이거나, 아마도 이미 지나간 일일 수도 있을 거야. 엄마가 벌써 완경 상태에 이르렀다면, 그것이 무엇을 의미하는지, 엄마와 딸이 함께 이야기해 볼 시간을 갖는 것도 좋을 것 같네.

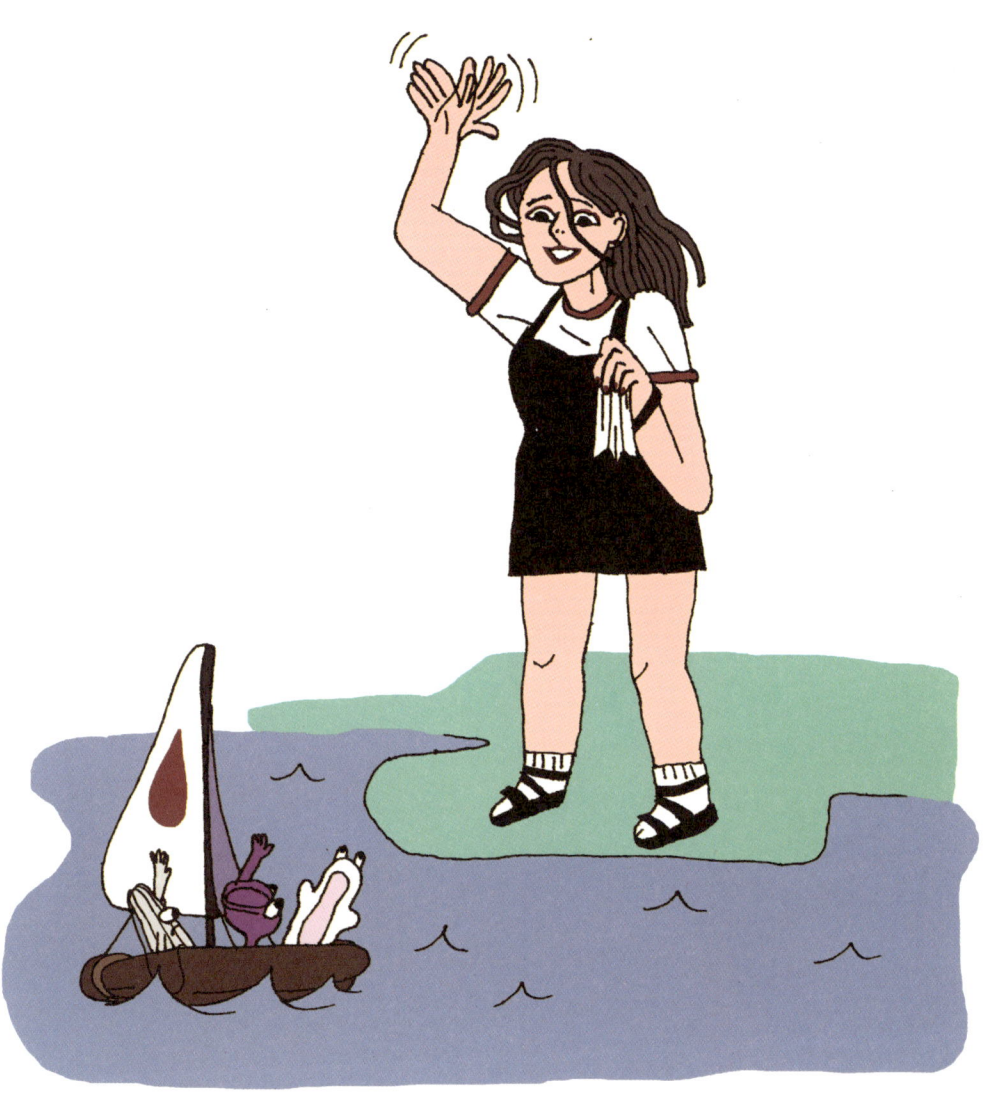

지구촌의 생리

지구에 사는 인류의 절반, 약 35억 명 사람은 여자야. 그중 약 17억 명 정도인 만 12살에서 51살에 이르는 여자들이 매달 피를 흘리며 살고 있지. 바로 이 순간에도 그녀들 중 1/4 정도는 생리를 하고 있을 거야. 약 4억 2,500만 명이나 되지!

이는 약 300억 개의 생리대나 탐폰이 매년 사용된다는 것을 의미하기도 해. 이걸 쭉 늘어놓는다면 아마 달까지 이어질 수도 있을 거야.

여성들은 나라마다, 문화마다, 종교마다 다른 방식으로 살고 있지만, 생리는 모든 세상에서 드러내 놓고 말해서는 안 되는 금기로 간주되어 왔지.

그런데 나라마다 위생용품과 건강, 교육 방법과 상황은 크게 다르지. 전 세계에 약 5억 명의 여성들은 적절한 생리대를 살만한 여건이 안 된다고 해. 그런 여성들은 낡은 천을 이용하거나 때로는 흙이나 말라붙은 쇠똥을 가지고 피를 흡수하기도 하지.

식수가 부족하거나 화장실이 부족한 나라에 사는 여성들의 상황은 더욱 심각해. 전쟁 중인 나라나 난민 여성들과 여성 노숙자 경우도 마찬가지. 거리에서 사는 여성들은 생리대나 탐폰을 가지고 생리혈을 해결할 수 없어. 이러한 상황은 그들의 건강과 안녕에 심각한 결과를 초래하곤 하지. 그들은 쉽게 감염되고 생리로 인한 고통이 배가 되는 거야.

어떤 나라에선 여학생들이 생리를 하면 학교를 가지 않아. 아파서이기도 하고, 부끄러워서이기도 하며, 사람들이 놀릴까 봐 그러기도 하는 거지. 아프리카나 인도에 사는 소녀의 열 명 중 한 명이 이런 상황에 처해 있어.

지구촌 곳곳에서 생리에 대한 금기를 끝내기 위해 싸우는 사람들

- 2015년, 예술가 키란 간디Kiran Gandhi는 런던 마라톤에서 생리대를 하지 않고, 마라톤을 완주했어. 생리는 감추어야 할 것이 아니며, 부끄러운 것도 아님을 보이기 위해서.
- 인도에는 생리에 대해 말하고, 생리대를 만들고, 화장실 설치하는 것을 돕기 위해 전국을 순회하는 남자들이 있어. 아루나샬람 무루가나탐Arunachalam Muruganantham이라는 남자가 시작한 운동에 여러 사람이 동참하고 있는 건데, 그는 한 사회가 깨어나기 위해선 여성들에게 힘을 줘야 한다고 믿었지. 그래서 그는 생리하는 여성들을 돕기 위한 방법을 찾아 나선 거야. 전국을 돌며 자신이 개발한 생리대를 같이 만들기도 하고, 화장실을 만들어 주기도 하면서. 인도에서는 생리대가 사치품에 속하지. 부자가 아닌 여성들은 천 생리대를 사용하지만 그걸 밖에다 널어 말리는 걸 수치스럽게 생각해서 실내에서 말리다 보니 건강상 문제들이 발생했어. 이런 열악한 사정이 순회 운동을 만든 셈이야. 생리와 관련한 미신을 타파하기 위한 행동도 조직되고 있지. 예를 들어서 "작은 오이를 만져라"라는 구호의 캠페인이 있어. 생리 중에 음식을 만져도 된다는 사실을 설득하기 위한 캠페인이지. 수세기 전부터 전해 온 '생리 중에 음식을 만지면 음식이 상한다'는 미신을 깨부수기 위한 거지.
- 아프리카에서는 2017년부터 "그녀처럼 생리하기"라는 대규모 캠페인이 대륙 전역에서 벌어지고 있지. 생리와 관련한 모든 금기들을 퇴치하기 위한 운동이야.
- 프랑스에서는 대학생들이 '기초 생리'라는 협회를 만들어서 생리대를 모아서 노숙하는 여성들에게 나눠주는 운동을 벌이고 있단다.

- 미국에서는 여러 단체에서 중고교와 대학교, 노숙자 센터, 감옥 등에서 생리대를 무료로 배포하려는 싸움을 전개하고 있어. 뉴욕에서 그들은 첫 번째 승리를 거두었고, 미국 전역으로 그 승리를 확대해야 하는 과제가 남아 있지!

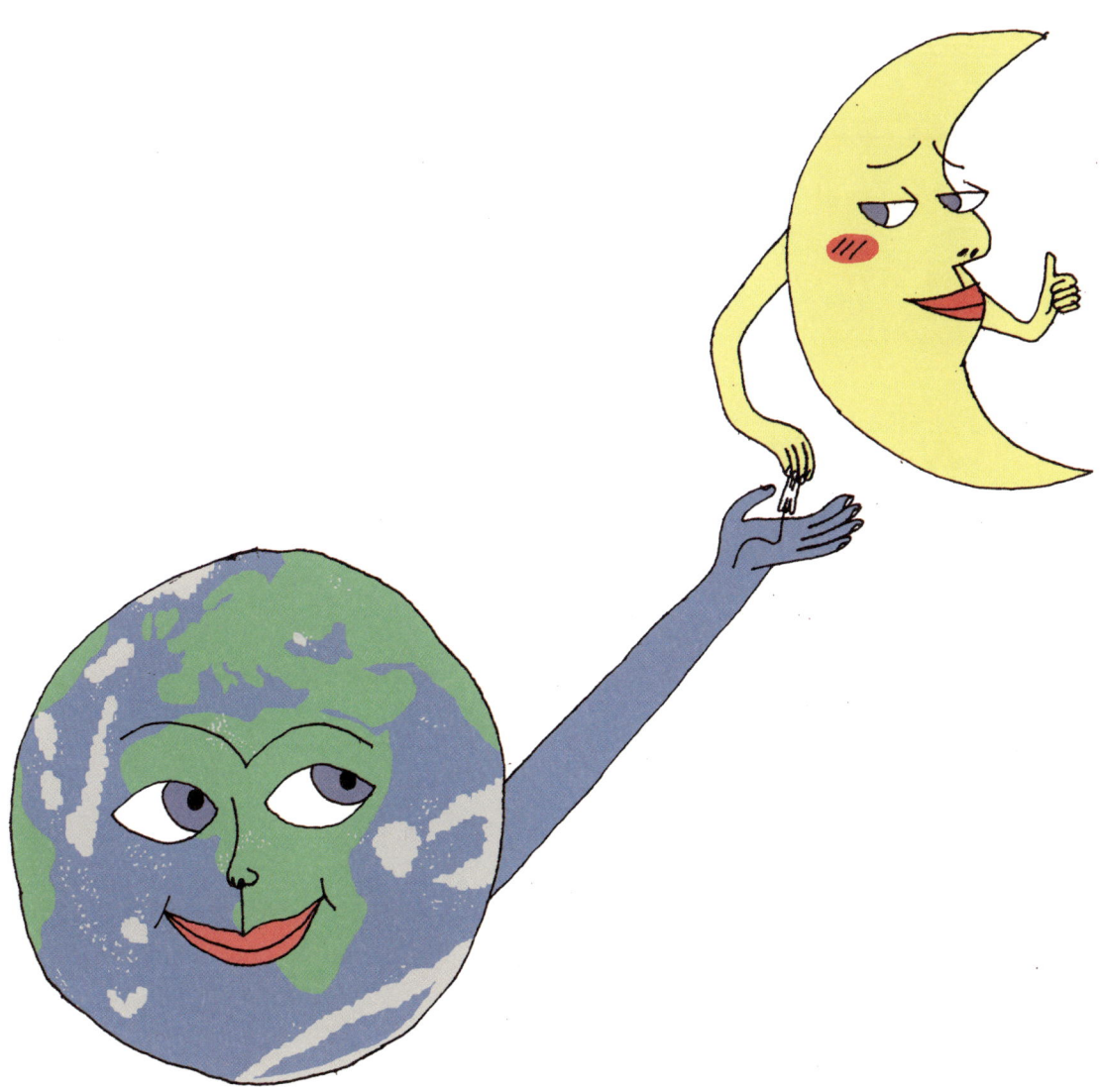

나만의 생리

_____의 생리 노트

♥ 나의 첫 생리 날짜 _____

♥ 어디서였지? _____

♥ 생리가 시작될 걸 알고 있었어? _____

♥ 나의 첫 반응은? _____

♥ 생리 시작을 알린 첫 번째 사람은? _____

♥ 내가 처음 사용한 생리대는? _____

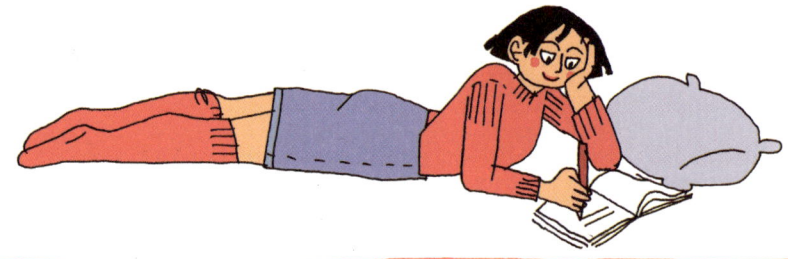